紧急应变

甲型H1N1流感防控实践与探索

主编 黄飞 张永慧

南方日报出版社
NANFANG DAILY PRESS
中国·广州

图书在版编目（CIP）数据

紧急应变 : 甲型H1N1流感防控实践与探索 / 黄飞,张永慧主编. -- 广州 : 南方日报出版社, 2011.7
ISBN 978-7-5491-0177-1

Ⅰ. ①紧… Ⅱ. ①黄… ②张… Ⅲ. ①流行性感冒一传染病防治一研究 Ⅳ. ①R511.7

中国版本图书馆CIP数据核字(2011)第137999号

紧急应变——甲型H1N1流感防控实践与探索　　黄飞　张永慧　主编

出版发行：南方日报出版社
地　　址：广州市广州大道中289号
电　　话：（020）83000502
经　　销：全国新华书店
印　　刷：广州市怡升印刷有限公司
开　　本：787mm×1092mm　1/16
印　　张：13
字　　数：210千字
版　　次：2011年7月第1版
印　　次：2011年7月第1次印刷
定　　价：38.00元

投稿热线：（020）83000503　读者热线：（020）83000502

网址：http://nf.nfdaily.cn/press/

序

新世纪初，一场突如其来的非典和紧随而至的人禽流感，以猝不及防的方式冲击了我们国家的改革发展和人民群众的生产生活。从那时起，突发公共卫生事件应急体系的建设，就被放到了一个前所未有的高度，在国家和社会的建设发展中发挥着日益重要的作用，公共卫生体系也成为了整个医疗卫生体系的重要组成部分，应急处置突发公共卫生事件亦日渐成熟和科学。

翻看桌上的《紧急应变——甲型H1N1流感防控实践与探索》，指尖划过片片书页，激情与艰苦历历在目，不禁心潮澎湃。书中记录了我省人民以科学、有序、严谨、周密的方式成功抗击甲流的点点滴滴，凝聚了广东卫生应急人的智慧和心血，迸溅着卫生应急思想碰撞的火花，闪耀出人性的光辉。这是来自卫生应急工作实践的强音，更是卫生应急实践的升华和结晶。

掩卷抚远，思绪的镜头又回放到2009年。面对席卷全球的甲型H1N1流感疫情，医疗卫生体系一扫遭遇非典时的慌乱与紧张，在党中央、国务院和省委、省政府的正确领导下，全省卫生工作者坚持以人为本，尊重科学，立足省情，勇于创新，敢于担当，采取外堵输入、严控扩散、救治危重、加强免疫等综合防控策略，防控工作有序、有力、有度、有效，最大限度减轻了疫情的危害，并探索总结出分类管理、居家隔离、中西医结合治疗、下放检测诊断权限、因时因地停课放假等成功经验，为我省经济社会发展和维护人民群众正常的生产生活做出了重大贡献。

《紧急应变——甲型H1N1流感防控实践与探索》，让我们深刻认识到卫生应急工作规律源于实践，要善于从发生在身边的事件，从散见在应急处置每一个环节的案例中不断地进行反思、加工与梳理，然后上升为理论和经验。从中，我也能够深切地感受到全省卫生应急人的脉搏、态度和价值观。当然，本书如能对应对甲流工作过程中的一些疏漏和不足进行分析和总结，甚至找到产生这些失误的原因加以分析，将会给今后的卫生应急工作以更多的借鉴和指导意义。

雄关漫道真如铁，而今迈步从头越。我相信，在全省卫生工作者的共同努力下，在新的工作中感受、感知、感悟，在新的实践中探究、创新、发展，就一定能开创我们卫生应急工作的新局面。

广东省 政协副主席 卫生厅厅长 姚志彬

2010年11月19日

前言

2009年4月24日，世界卫生组织（WHO）向全球通报美国和墨西哥的人患猪A/H1N1流感疾病的情况，并予以高度关注， 4月25日，根据《国际卫生条例》的规定，召集了突发事件委员会会议，4月26日，WHO总干事陈冯富珍宣布这一事件为“国际关注的公共卫生事件”。6月11日，WHO宣布全球流感大流行预警级别为6级，标志着全球进入由新型甲型H1N1流感病毒引起的流感大流行阶段。由此揭开了21世纪人类首次流感大流行的序幕。

世界卫生组织2009年12月报告：全世界224个国家和地区，至少有214个国家和地区报告了实验室确诊新型甲型H1N1流感病例，全球因感染新型甲型H1N1流感而死亡病例至少有18449例。2009年5月10日，中国大陆报告首例病例，揭开了中国流感大流行的序幕。广东省2009年5月18日报告首例病例。经2010年1月人群血清学评估，发现人群感染率达25%。

在 2009年流感大流行中，广东遭遇了多个全国首次，如首次学校的暴发、首次夏令营暴发等，为了应对疫情，率先在全国采取了科学有效的防控措施，如率先对密切接触者居家隔离，率先对轻症病例实行居家隔离等。广东成功应对甲型

H1N1流感疫情，实施危机管理，做到领导信任，影响减少，公众知情。贯彻履行信息公开，做到信息主动及时、全面公开，从始至终都如此！

本书28个经典案例涵括了应急管理、物资储备、风险评估、传染源管理、暴发疫情现场监测、医疗救治、免疫预防、重大活动卫生保障、健康教育与媒体沟通9个方面的决策过程，重点讨论了采取措施的决策依据、风险评估和对今后的启示，展示了广东在国家“高度重视，积极应对，联防联控，依法科学处置”的防控原则指导下，发扬“先行先试”的改革开放精神，本着“高度重视，勇于探索，科学有序”理念开展流感大流行应对的决策过程与体会，记录了广东专家决策思考过程，也真实再现了广东省当时作出决策的艰难、紧迫以及需要承担的风险，包括技术风险与政治风险。

谨以记录2009年日夜为甲型H1N1流感防控奋战的点点滴滴。

目录

第一章 概述

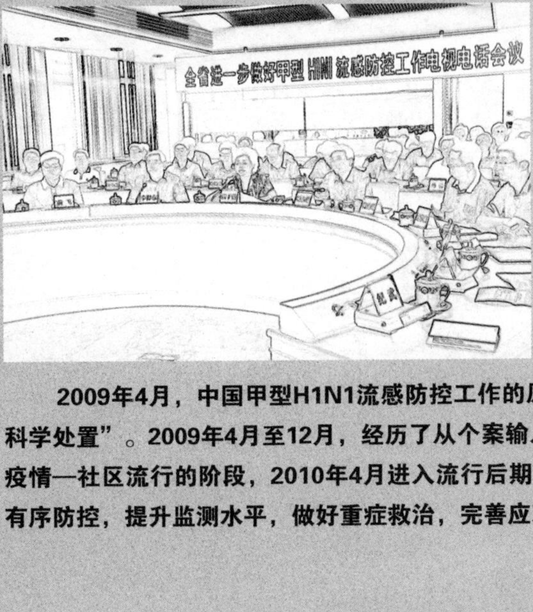

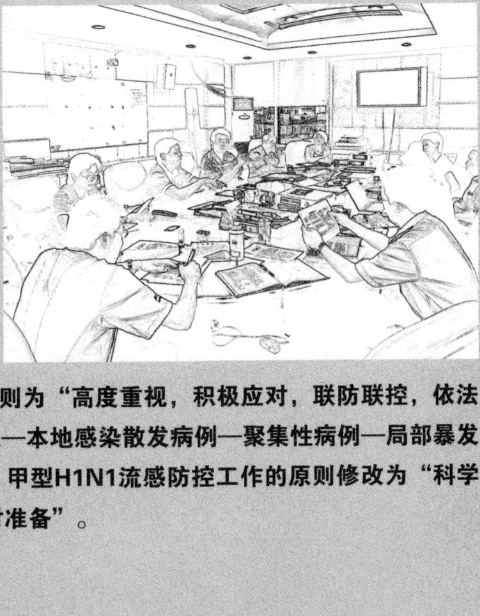

2009年4月，中国甲型H1N1流感防控工作的原则为“高度重视，积极应对，联防联控，依法科学处置”。2009年4月至12月，经历了从个案输入—本地感染散发病例—聚集性病例—局部暴发疫情—社区流行的阶段，2010年4月进入流行后期，甲型H1N1流感防控工作的原则修改为“科学有序防控，提升监测水平，做好重症救治，完善应对准备”。

20世纪以来，全世界发生了3次流感大流行，每次流感大流行发生的原因均为流行毒株发生改变，均导致大量人员死亡，造成重大经济损失。最近一次流感大流行为1968-1969年，型别为H3N2，全球死亡人数估计为100—400万。1997年，高病死率的H5N1流感在香港暴发，之后2004年在东南亚及全世界不断发生H5N1流感感染人的事件，使全球越来越担心下一次流感大流行的到来，很可能会是由H5N1流感病毒引起，不断敲响“流感大流行的脚步离人类越来越近”的警钟。由于H5N1病例主要发生在亚洲和中东地区，因而人们预测新一轮的流感大流行会起源于亚洲，然而大自然给出了它的答案：美洲首发。

一、甲型H1N1流感大流行的发生

2009年3月，一种新型甲型H1N1流感病毒首先在墨西哥和美国等地被发现。至今已知的最早确诊病例于2009年3月10日发生在墨西哥，美国最早的确诊病例于3月28日在加州发生。4月24日，世界卫生组织（WHO）向全球通报美国和墨西哥的人患猪A/H1N1流感疾病的情况，并予以高度关注。4月25日，根据按《国际卫生条例》的规定召集的突发事件委员会的意见，WHO总干事宣布这一事件为“国际关注的突发公共卫生事件”，并于4月27日、4月29日、6月11日，先后将全球流感大流行预警级别由3级提升至4级、5级、6级。WHO在6月11日宣布全球流感大流行预警级别为6级，标志着全球进入由新型甲型H1N1流感病毒引起的流感大流行阶段。WHO这种在短时间内对突发公共卫生

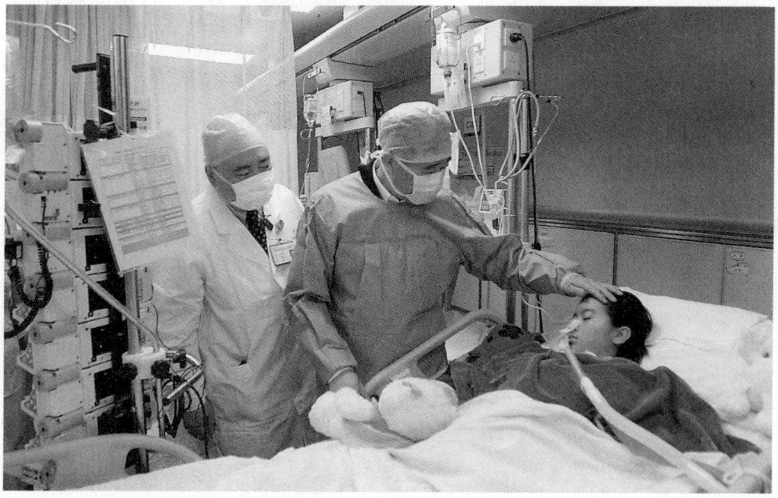

2009年11月18日，中共中央政治局委员、广东省委书记汪洋到广州医学院第一附属医院看望甲流病人。

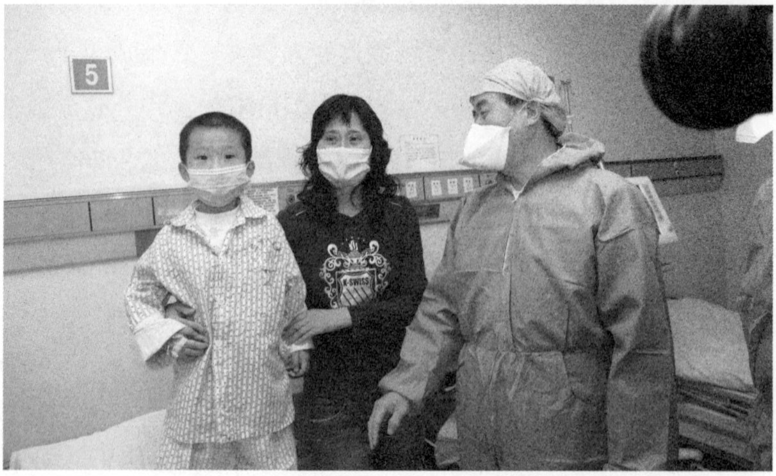

2009年12月2日，广东省省长黄华华到广东省人民医院看望甲流病人。

事件的连续升级的预警反应是非常罕见的，这是自1968年香港出现甲型H3N2流感大流行后，41年来WHO第一次宣布发生流感大流行。新型甲型H1N1流感的散播非常迅速，在WHO首次通报后不到6周，疫情已波及全球六大洲。截至2010年8月1日，世界卫生组织统计全球至少有214个国家和海外领地或地区报告了实验室确诊的甲型H1N1流感病例，死亡人数超过18449人。WHO在2010年8月10日宣布该次流感大流行进入“大流行后时期”。

二、甲型H1N1流感病毒的流行病学特点

流感是由人类感染流感病毒引起的一种急性呼吸道传染病，具有较高的发病率。人类与流感病毒的抗争可以追溯到公元前412年，古希腊的希波克拉底就已经记述了类似流感的症状。根据统计，全球每年流感可引起约30—50万人死亡。发生流感大流行死亡人数更是达到数百万。发生在2009年的甲型H1N1流感疫情有着以往流感大流行发生的三个先决条件：1. 必须出现新的病毒亚型，人群普遍没有免疫力；2. 新病毒必须能在人体内复制并能引起严重疾病；3. 新病毒必须实现有效的人与人之间的传播。由于早期从病人中分离的甲型H1N1病毒株发现猪流感病毒基因片段，开始时称为猪流感。后来证实，引起本次流感大流行的病毒不但携带了猪流感病毒基因片段，还携带了禽流感和人流感病毒的基因片段，因此WHO据此命名为A（H1N1）流感。甲型H1N1流感第一波呈现出来的流行病学特点最典型的是高传染性、病死率较低。英国科学家在《科学》杂志发表了研究结果，季节性流感人群感染率为十分之一，

甲型H1N1流感感染率达到三分之一；季节性流感二代发病率为5%—15%，甲型H1N1流感二代发病率为22%—33%。尽管疫情初期墨西哥报告发生较多的死亡病例，但是随着疫情的发展，人类逐渐认识到低病死率这一个流行病学特点，事实上甲型H1N1流感的病死率并没有超过季节性流感的病死率。

三、中国甲型H1N1流感大流行疫情概况和防控原则

甲型H1N1流感作为一种新的传染病，在流行初期，有着新发传染病的特点，即人们无法预测它将会在何地、何时到来以及影响规模，何时何地传入我国、本省，医生（临床、公共卫生）均未真正接触，难以胸有成竹地采取有效防控措施，同时政府官员也无法作出正确决策，社会大众因不能及时获得正确的知识与信息，缺乏自我保护意识和能力。既往经验提示我们，对新发传染病的防控不力，会严重阻碍经济社会的可持续发展，甚至危及政府的信誉，危及国家安全。所幸的是甲型H1N1流感是在北美最早发生，并向世界扩散，我们有一定的时间对其进行了解，并由于有传统的季节性流感防控的经验，因此在甲型H1N1流感大流行的应对过程中，按疾病流行的客观规律，在疾病流行初期，即提出来明确的防控思路与步骤，即“防输入，缓扩散，减危害”。

中国政府从一开始就高度重视，建立了多部门联防联控的防控机制，简称“联防联控机制”，并由卫生行政部门作为牵头人，统一指挥2009年流感大流行应对。在疫情发生的初期确立了紧守国门，严防疫情输入的防疫策略。但是，传染病的流行是没有国界的，我国自2009年5月10日由四川省报告首例

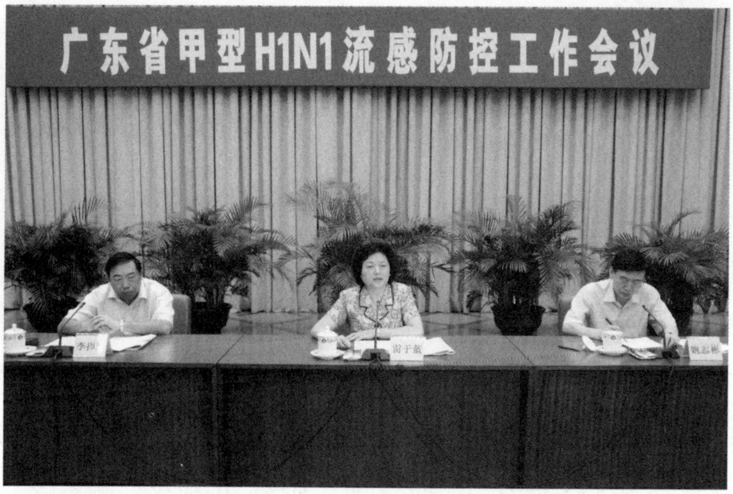

●2009年6月23日，省政府召开全省甲流防控工作会议。雷于蓝副省长作工作部署。

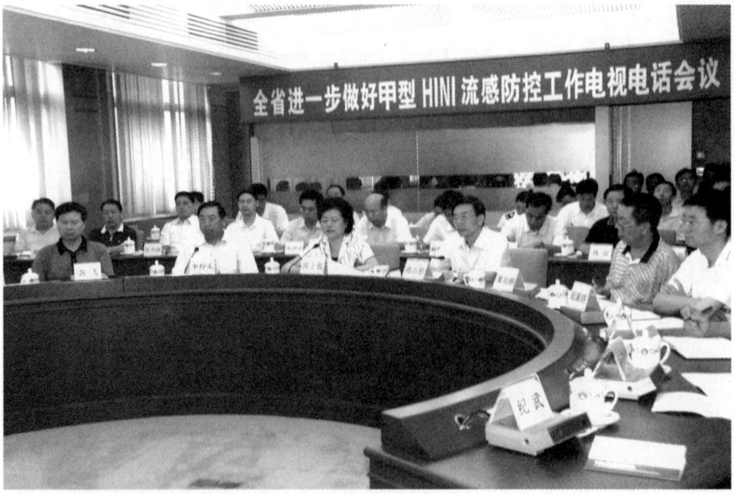

●广东省政府组织召开全省甲流防控电视电话会议。

输入性新型甲型H1N1流感确诊病例以后，输入病例不断增加，2009年5月份的病例主要分布在北京、广东、福建、上海、四川等地；2009年6月10日，由广东省首先发现感染来源不明的本地病例后，各地本土病例逐步增多，并在11月下旬，疫情达到高峰。截至2010年5月30日，31个省份的2340个县区累计报告确诊病例127839例，其中重症8331例，死亡805例。中国从2009年4月甲型H1N1流感防控工作的原则为"高度重视，积极应对，联防联控，依法科学处置"。2009年4月至12月经历了从个案输入—本地感染散发病例—聚集性病例—局部暴发疫情—社区流行的阶段，2010年4月进入流行后期，甲型H1N1流感防控工作的原则修改为"科学有序防控，提升监测水平，做好重症救治，完善应对准备"。我国于2009年4月30日将甲型H1N1流感纳入法定的乙类传染病，并采取甲类传染病的预防、控制措施；至7月10日，卫生部发布第9号公告，将防控措施调整为"采取乙类传染病的预防、控制措施"，同时，在国境卫生检疫管理上由"检疫传染病"调整为"监测传染病"（见第二章）。

四、广东流感的历史

广东省是祖国的南大门，毗邻港澳，人口流动频繁。流感在广东省是常见病、多发病之一，也是广东省重点防控的传染病之一。早在1957年，广东省就建立了流感监测系统，是中国最早开展流感监测的省份之一。自1957年起，我省就开始进行流感病毒的分离、鉴定工作。从1971年起，就建立了以省疾病预防控制中心（原省卫生防疫站）为核心的流感监测系统，并成为国家流感中心指定的全国6个流感监测点之一，担负国家流感中心交给的监测任务。1997年我国香港发生禽（H5N1）流感暴发后，我省把流感监测工作作为一项重点工作来抓。1998年起按地理位置、人口流动性和开展流感监测的条件等，设立广州、深圳、珠海、佛山、汕头、韶关、湛江和云浮等8个市为流感监测点。2001年，我省又参加了中国卫生部与世界卫生组织（WHO）开展流感监测合作项目，成为最早加入该项目的省份之一。2005年，随着H5N1出现的地方逐渐扩大和蔓延，我省进一步扩大了流感监测网络，增加了6个2004年曾经发生动物禽流感暴发疫情的地区的县级医院作为流感样病例监测点，同时在原有的8个流感监测市各增加了2个社区门诊部和2个中小学校作为流感样病例监测点。我省在监测网络的覆盖面、监测技术、每年分离毒株数等方面都处于全国的前列。广东省分离到的多个毒株成为国家推荐的代表株。在1999年和2006年，分别从人群中分离到H9N2和H5N1禽流感病毒株，其中H9N2流感病毒是世界上首次在人群中分离到的病毒株。

五、广东甲型H1N1流感疫情概况

由于有良好的流感防控基础，尤其是完善的监测系统，广东在甲型H1N1流感监测过程中，很多疫情都是在全国首先发现和报告。2009年5月18日，我省继四川和北京发现输入病例后，由广州市发现省内首例输入性病例；随后在5月29日，我省发现并报告了全国最早的二代病例；6月1日，在全国率先监测到首例隐性感染病例；6月10日，我省首先报告了全国首例来源不明的本土病

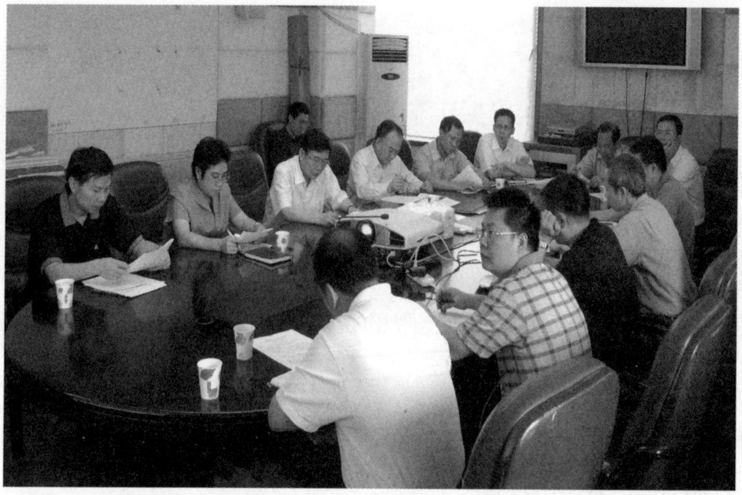

●甲流期间广东省卫生厅经常召开防控领导小组会议。图为姚志彬厅长、黄小玲书记主持召开领导小组会议。

例；6月18日，发生全国首起学校暴发疫情；7月13日，报告首起夏令营聚集性病例；8月8日，报告全国首例重症病例；8月13日和8月17日，又分别报告了全国首起企业暴发疫情和医院暴发疫情。

与全国疫情流行态势一样，我省甲型H1N1流感流行大致经历了输入散发期（5–6月）：疫情特点以检疫、通过对疑似病例检测发现散发病例为主，感染来源不明的本地散发病例，本地病例发病增长速度逐步超过国外输入病例。本地散发期（6–8月）：发病人群由有限传播期的学生人群逐步扩散至社区人群，监测哨点门诊病例中每周均检出甲型H1N1流感病例，但其构成比例少于季节性流感。东莞市发生首起学校暴发事件后，本地聚集性事件连续出现，但95%的报告病例集中在珠江三角洲7市。社区流行期（9–12月）：9月初，病例报告由珠江三角洲蔓延到非珠江三角洲各市，流感监测网络显示9月中旬新型甲型H1N1流感的构成首次超过季节性流感，成为流感病毒中的绝对优势病毒株；暴发疫情快速增加，在11月形成第一阶段的高峰，12月份回落。重症、危重及死亡病例陆续发生。据全省甲型H1N1流感血清学调查结果显示，人群甲型H1N1流感感染率已达20%以上，按照世界卫生组织有关大流行的定义，我省实际已经发生了甲型H1N1流感大流行。大流行后期（2010年1月–）：2010年1月份以后，B型流感逐渐取代甲型H1N1流感，成为优势毒株。暴发疫情也很少发生，每周在3起以下。2010年1–8月，只发生3起甲型H1N1流感暴发疫情。8月10日，WHO宣布甲型H1N1流感大流行疫情已告结束，全球正式进入了“流感大流行后期”。

六、广东各时期的防控策略

广东在国家的防控策略指导下，根据广东省的具体实际，“以科学严谨，实事求是，先行先试”的精神，在各时期实行不同的防控目标和措施。在流感大流行的不同时期，广东本着依靠科学，指导防控的精神，在全国率先实施了一些措施，如率先对密切接触者居家隔离，率先对轻症病例实行居家隔离，这些措施实践证明科学有效，更有利于节约有限的资源用于甲型H1N1流感防控的其它工作，逐渐推广到全国。

输入散发期：防控策略为“高度重视，勇于探索，科学有序”。防控目标为防输入，实行“外堵输入与内防扩散”。采取甲类传染病管理措施，以“围堵”为主，“控制输入，追踪密接，集中隔离，减少二代”为重点，对入境人群开展检验检疫，隔离治疗病人、疑似病人及对密切接触者实行医学观察；医生根据症状和流行病学史诊断疑似病例。

本地散发期：防控目标为缓扩散，采取尽早发现本地病例、严防社区传播为目标的缓扩散措施；稳步推进扩大流感监测规划。

社区流行期：防控目标为减危害，防控策略调整为“强化预防措施，严控社区传播，加强重症救治，减少疫情危害”。采取的主要措施包括规范化、程序化处置疫情，结合重点人群的疫苗免疫，加强重症病例的监测与救治，减少重症和死亡的发生。

流感大流行后期主要是加强常态监测，把甲型H1N1流感防控由应急机制转变为常态监测，以加强流感监测为主，主要是提高监测质量。监测流行趋势和毒株变异。

七、启示

本次流感大流行防控已暂告一段落，在回顾2009年的工作中，也曾有着或这或那的争议，如有人说没有把好国门，将大量的病例流出境外；有人对中国采取严格的入境检疫和隔离措施颇有微词。有人对全世界国家储备达菲等抗病毒药物导致大量浪费有异议，也有人对中国实行人群的大规模预防接种表示疑问。尽管如此，甲型H1N1流感没有导致大量人群死亡，没有导致社会秩序的破坏，足以说明了应对甲型H1N1流感的成功。尤其是广东，依靠科学、依靠专家率先实行了一些改革性的防控措施，其实事求是的决策过程为今后应对流感大流行或者是其它新发传染病有着重要的参考意义。

第二章 「应急管理」

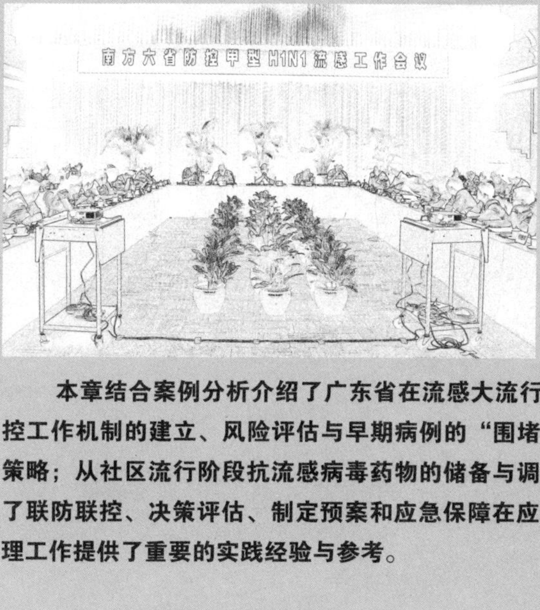

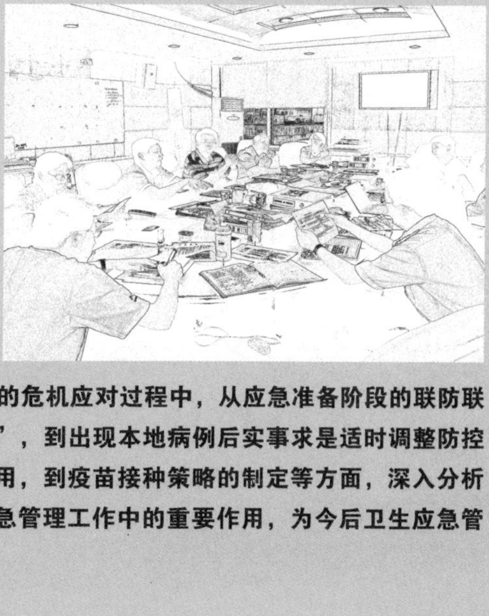

本章结合案例分析介绍了广东省在流感大流行的危机应对过程中，从应急准备阶段的联防联控工作机制的建立、风险评估与早期病例的“围堵”，到出现本地病例后实事求是适时调整防控策略；从社区流行阶段抗流感病毒药物的储备与调用，到疫苗接种策略的制定等方面，深入分析了联防联控、决策评估、制定预案和应急保障在应急管理工作中的重要作用，为今后卫生应急管理工作提供了重要的实践经验与参考。

自进入21世纪以来，人类不断面对各类急性传染病所引发的突发公共卫生事件的严峻挑战。甲型H1N1流感大流行是继传染性非典型肺炎和人感染高致病性禽流感疫情之后的又一起引起全球高度关注的公共卫生危机事件。2003年广东省经历了“非典”疫情的考验，较早地完成了卫生应急组织体系建设，不断探索创新卫生应急管理工作机制，从传统单一部门的应急管理逐步跃升到多部门协作应对的现代应急管理。本章结合案例分析介绍了广东省在流感大流行的危机应对过程中，从应急准备阶段的联防联控工作机制的建立、风险评估与早期病例的“围堵”，到出现本地病例后实事求是适时调整防控策略；从社区流行阶段抗流感病毒药物的储备与调用，到疫苗接种策略的制定等方面，深入分析了联防联控、决策评估、制定预案和应急保障在应急管理工作中的重要作用，为今后卫生应急管理工作提供了重要的实践经验与参考。

第一节　联防联控工作机制与风险评估

一、联防联控工作机制

2009年4月25日，世界卫生组织宣布美国和墨西哥甲型H1N1流感疫情为“国际关注的公共卫生事件”。针对当时境外疫情蔓延对我国产生的严重威胁，4月28日，胡锦涛总书记对防范甲型H1N1流感疫情工作做出重要指示，温家宝总理召开国务院常务会议，提出了“高度重视，积极应对，联防联控，依法科学处置”的疫情防控原则。4月30日，我国政府迅速建立了由卫生部牵头、33个部门参与的应对甲型H1N1流感联防联控工作机制，下设综合、口岸、医疗、保障、宣传、对外合作、科技、畜牧兽医等8个工作组以及甲型H1N1流感防控工作专家委员会，形成“8+1”的联防联控格局，从而保证科学应对甲型 H1N1 流感。

面对甲型H1N1流感疫情，广东省委、省政府在第一时间迅速行动起来，贯彻落实党中央、国务院的部署，依法、科学、有序地开展防控工作。4月27日，雷于蓝副省长分别要求广东省卫生厅和广东出入境检验检疫局进一步加强甲型H1N1流感（当时称人感染猪流感）的监测，切实落实防控措施，做好外来宾客特别是广交会来宾的防控和监测工作。4月28日上午，省卫生厅姚志彬

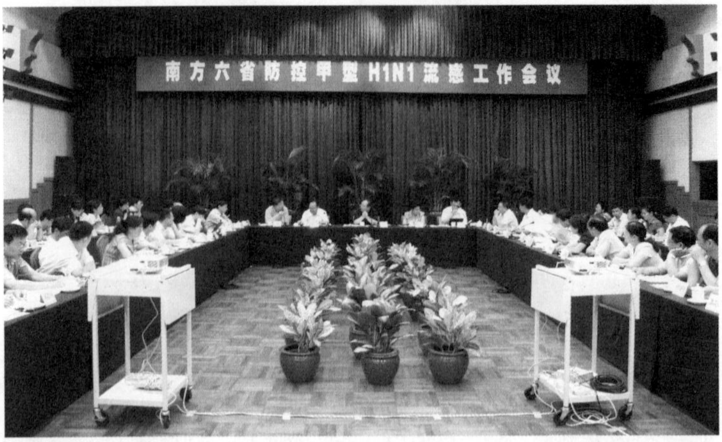

●2009年9月4日，卫生部在广东召开南方六省防控甲流工作会议。

厅长主持召开专题会议，研究部署相关防控措施，同时成立了广东省人感染猪流感防控专家组和医疗救治专家组，指定定点救治医院；跟踪和收集国际疫情最新动态，分析评估疫情发展趋势，讨论研究防治策略，专门制定第105届广交会第三期的甲型H1N1流感防控工作方案；加强防控和救治技术储备，开展健康教育，提高群众防病意识；提请省经贸委加强达菲等预防、治疗流感药物的储备。

4月30日，广东省建立了由省卫生厅牵头，23个部门组成的应对甲型H1N1流感联防联控工作机制，省政府于5月15日批复同意实施《广东省应对甲型H1N1流感联防联控工作机制工作方案》，明确规定联防联控工作机制的工作目标、原则、职责和分工，确立了由省卫生厅牵头，建立疫情研判和疫情防控的协商、会商制度，并将参与联防联控工作机制的相关部门由23个扩大到32个。

应对甲型H1N1流感联防联控工作机制的建立，对我省在政府各有关部门间的协调配合、形成合力、综合防控、提供了强而有力的组织保障。体现如下：

1. 在防控前期的“围堵”阶段。

2009年4月30日从墨西哥城飞往上海浦东国际机场的AM098航班拉开了广东省防控甲型H1N1流感“围堵”阶段的序幕。广东省启动了甲型H1N1流感联防联控工作机制，广东省卫生厅牵头，协调广东出入境检验检疫局、民航部门做好相关旅客情况登记，连夜转发《卫生部办公厅关于对甲型H1N1流感密切接触者实施隔离观察的通知》，要求旅客居住地的广州、深圳、佛山、东莞、江门、茂名等市卫生部门，严格按照规定对密切接触者实施医学隔离观察。5月1日晚，当香港确诊AM098航班一名旅客患甲型H1N1流感后，省卫生厅会同公安、海关、检验检疫、外办等部门对从香港进入广东的11名密切接触者进行地毯式的跟踪追查，并通过媒体滚动发布新闻公告。同时省卫生厅与机场、交通、检验检疫、公安、外事、旅游等部门联防联控，紧密配合，对该航班原归属广东的41名密切接触者，不分昼夜展开大追查，通过电话、现场调查、跟踪追访等方式，走访旅客家庭和居住场所，进行了全力搜查和追踪。5月2日晚，原归属广东的41名密切接触者全部追踪到位，经最后核实抵达广东省28人，均无发现特殊情况，另外的13名密切接触者分别在上海和杭州，并在第一时间向上海和浙江卫生部门进行了信息通报，首次展示了广东省联防联控机制下各部门间紧密配合，协调一致，高效有序的强大作用。

2009年5月18日广东省首次发现甲型H1N1流感病例后，5月19日上午，广东省卫生厅、广东出入境检验检疫局、广州市卫生局联合召开新闻发布会，通报确诊病例相关情况和防控工作措施。

省政府召开了省应对甲型H1N1流感联防联控工作机制联席会议，要求进一步发挥联防联控机制作用，加强信息沟通和协作，形成防控工作合力；坚持口岸防控和医院发热病例筛查并重，严把口岸检疫第一关；加强疫情监测，严格执行疫情报告制度，加强实验室安全工作；完善医疗救治、医院感染防控各项措施，力争实现患者零死亡、医院内病人零交叉感染、医护人员零感染；加强科研攻关，对病原学、疫苗、病毒机理的研究攻关给予大力支持；做好实验室、试剂、仪器、技术储备和其他救治药物的储备，包括中药方剂和药剂的储备；做好应对甲型H1N1流感进一步发展的应急预案，各有关部门要加强值班值守和信息报告，开展相关应急措施的培训；各新闻媒体要行动起来，开展公益宣传，普及科学防控知识，大力宣传防控知识，正确引导舆论。

2. 联防联控工作机制各成员共同参与、形成工作合力，筑起“防火墙”。

早期以加强口岸检验检疫为主，对来自疫区入境人员开展医学排查、对来自疫区人员开展健康监测；卫生与教育、农业部门合作，加强对学校等重点单位的疫情监测，控制学校等集体单位的暴发；卫生部门及时、公开、透明地公布疫情信息，开展专业人员培训，加强传染病定点收治医院建设，配备医疗急救设备，确保定点收治医院能够及时承担医疗救治任务，做到早发现、早报告、早诊断、早隔离、早治疗，全力救治患者，在发生疫情时，能够及时、迅速、高效、有序地处理疫情。以财政、经贸、卫生等部门为主，研究制定计划加强应急物资储备与准备，及时采购防护防疫用品、有效抗病毒药品和临床救治器械等，同时加强实验室快速诊断检验检测技术储备。旅游管理部门及时发布旅行卫生安全提示，引导群众不到疫区旅游，做好回国人员的体检监测工作；物价部门加强了对市场价格的监督，严厉打击借机哄抬物价，破坏市场秩序行为；公安部门加强了社会稳定的监控，严厉打击制造谣言，破坏社会稳定的行为。

联防联控工作机制体现出我国政府处理突发公共事件应急管理能力的提升。广东省联防联控工作机制最大限度地控制了输入型病例和本地继发感染，保持了社会生产生活秩序正常稳定，保障了民众的身体健康和出行安全。通过各部门的联防联动，明确分工，高效协作，加强沟通，信息透明，有效延缓了疫情的扩散速度和流行强度，减少了疫情对当地经济社会发展的影响。从政府的高效组织、社会的全面响应到更多家庭及普通民众的自觉参与，巨大的防控网络，实现了最大限度的拦截，支撑起愈益坚实的社会信心。依法科学、公开透明，在疫情变化的每个转折点上，广东省的联防联控工作机制能够及时调整防控措施，有力有序有效地开展甲型H1N1流感防控工作。

二、风险评估案例

案例1. “猪流感”媒体监测与风险评估

一、事由

4月24日，WHO网站报道了墨西哥和美国发生“猪流感”的事件。自2009年3月18日以来，墨西哥流感样病例呈上升趋势。截至4月25日，墨西哥在全国19个州报告疑似病例（全国共有32个州），累计报告肺炎病例1149例，死亡71例，病死率6.2%，经实验室确诊病例有20例，其中18个病例在加拿大实验室已经证实为猪流感，12例的基因与美国病例相同。绝大部分病例为青壮年人群，极少数病例年龄低于5岁或高于60岁。2009年3月至4月26日，美国报告20例确诊猪流感病例。大部分病例症状比较轻。

世界卫生组织评论这次流感病毒与动物流感病毒相关，地理区域呈多个社区发生暴发，发病以年轻人居多，因此要高度关注。广东省疾控中心媒体监测小组发现这信息，报告省卫生厅和中心领导，之后组织了风险评估。

二、背景

世界卫生组织（WHO）4月25日晚间宣布墨西哥和美国的猪流感疫情构成“国际关注的突发公共卫生事件”。依据国际卫生条例的定义，“国际关注的突发公共卫生事件”表示疾病可能通过国际传播而对其他国家构成公共卫生风险，并可能需要国际协调合作加以应对。但是WHO没有改变世界流感警戒层级，仍然定位为第三级，即有新型病毒造成人类病例，但没有或仅有很少的人传人情况。是否提高警戒层级，WHO待收集更多信息和数据后再做评估。根据报道，墨西哥首都墨西哥城实行25年来最彻底的“封城”行动，已采取关闭市内学校、博物馆、图书馆、电影院等措施。

WHO在网站发布后，广州日报、羊城晚报、南方都市报等新闻媒体纷纷致电省卫生厅、省疾病预防控制中心询问相关情况。并在显要位置登载了墨西哥“猪流感”疫情情况。

三、决策与措施

省卫生厅和省疾病预防控制中心采取了如下措施：

1．成立专门小组跟踪这次墨西哥和美国人感染新型猪流感病毒事态的发展。

2．多渠道收集信息，做好媒体的沟通。

4月25日，省卫生厅组织省疾控中心专家研究疫情形势、疾病特点等，并利用省疾病预防控制中心是世界卫生组织新发传染病监测、研究、培训合作中心的身份，与WHO驻华代表联系得到了第一手资料；安排专家主动接受广州日报、南方都市报、羊城晚报等主流媒体的采访，对发生于墨西哥和美国的人感染A/H1N1猪流感疫情进行学术性解读，宣传科学认识和防控的知识。

3．对已掌握的当时疫情、当前形势及传入广东省的风险进行研判，形成评估报告上报省委、省政府，以做好联防联控和应急物资的准备。

4月26日下午，省卫生厅黄飞副厅长、省疾控中心张永慧主任组织应急、流行病、微生物等专家对疫情形势进行研判，并分析了广东应对猪流感的基础和准备条件。专家组认为广东省存在出现人感染A/H1N1猪流感的风险，出现输入性人感染A/H1N1猪流感病例的可能性大，不排除出现本地病例的可能。

在应对能力方面，专家组认为：（1）广东虽然有比较完善的流感监测系统，有9个疾控中心实验室具备"猪流感"病毒核酸检测基础能力，但鉴于目前对这种新病毒的试剂和检测方法的限制，快速检测尚不能达到。（2）储备了一定数量的治疗药物（达菲）和防护用品（口罩、防护服等），但若大流行，目前的储备量远未能满足需求；短期内全球都在储备，因此不可能会很快购买得到。（3）疫苗从研发到生产可能需较长时间（如半年以上）。

四、分析与讨论

（一）决策依据

1．本次流感大流行开始WHO就定为"国际关注的突发公共卫生事件"，可见其可能的严重性。

2．20世纪以来，全世界三次流感大流行发生的原因均为流行毒株发生改变，均导致大量死亡，造成重大经济损失。

3．广东商贸活动频繁，人员流动性大，对于流感这种以人作为传染源且极容易传播的病毒，很难完全阻挡得了。

4．新发传染病固有的特性，极容易引起恐慌，此时稳定社会、稳定人心、有备无患是首要任务，通过媒体正确的舆论导向，可发挥积极的作用。

（二）风险分析

虽然对国际发生的新发传染病开展风险评估，及早开展媒体沟通有利无弊，根据事件的发展以及评估结果将评估报告上报省委、省政府，有利于及早调度资源，及早应对，但是对风险的评估和何时向领导汇报以及向领导汇报什么内容本身就存在一定的风险，直接关系到防控的大局。评估结果考虑过于严重或者评估广东省的应对资源现状比较匮乏，会导致“反应过度”或者是资源的浪费。汇报迟了、评估轻了，会导致“重视不够”，直接导致调配资源不足，有些物资后期可能难以采购，如达菲、N95口罩等。因此风险评估应该建立在充分的疾病监测、信息监测的基础上，组织权威专家，在疫情发展的不同阶段科学评估。

（三）效果分析

媒体监测与风险评估结果，为省卫生厅向省政府汇报提供依据，使广东省在应对甲型H1N1流感时物资、技术的准备赢得主动。之后，省卫生厅在不同时期开展了风险评估，通过调整防治策略，管理风险，使得广东省在甲型H1N1流感防控的全过程都是主动防疫。

（四）启示

媒体监测是应急工作的重要组成部分，对监测到的事件作出初步的评估，按不同层次作出反映，有利于取得防疫主动。另外，在此基础上的风险评估，需要建立在媒体监测、疾病监测、物资储备以及做好流行病学、病毒学等相关工作的基础上，才能取得高水平。

素材收集：李灵辉　傅军华

案例编写：李灵辉　傅军华

宋　铁

第二节　防控策略之调整

在甲型H1N1流感大流行前期，我国政府就明确了应对甲型H1N1流感防控工作的十八字原则，即“高度重视，积极应对，联防联控，依法科学处置”。广东省在甲型H1N1流感大流行的应急管理过程中，有两个关键目标，即：有效防控出现大规模疫情和聚集性疫情的暴发，维护社会经济的平稳运行，保障老百姓的正常生活和稳定；加强临床救治工作，早期识别、诊治临床重症病人，尽量少出现病例，早治疗，减少死亡病例出现。广东省在甲型H1N1流感防控过程中，随着疫情的变化和对疾病的深入了解，不同时期对甲型H1N1流感的防控重点不断变化。科学处置，适时调整防控策略，不仅是关系群众健康和生命安全的公共卫生问题，在当时金融危机席卷全球的背景下，更关系到政府成功应对危机、保持经济社会平稳发展，是重大的政治问题。

广东省对外交往密切，境外商务和旅游人员来往频繁，尤其是来自疫情严重的美国的入境者比较多，疫情输入和传播的风险持续加大，防控工作难度加大，防控形势十分严峻。广东省甲型H1N1流感疫情的发生早于国内大部分省份和地区，经历了输入散发期（5–6月）、本地散发期（6–8月）、社区流行期（9–12月）、大流行后期（2010年1月–）四个流行阶段，因此，广东省甲型H1N1流感防控策略和具体措施基于对当时疫情和防控形势的动态分析、专家深入论证，及时作出调整，在时间上早于国家的总体策略调整。

一、政策制定与决策参谋

广东省政府和卫生行政部门的管理者经历过“非典”危机，深刻体会到专家在决策中的作用，省卫生厅于5月3和4日分别下文成立了临床专家组、防控专家组和病原学专家组等三个专家组，分别由钟南山院士、省疾控中心主任张永慧和中山大学副校长黎孟枫任组长。同时成立广东省卫生厅防控流感大流行工作组，共分组织协调组、疫情防控组、医疗救治组、现场督导组、综合材料组、信息宣传组、科研培训组、对外交流组、健康教育组、物资保障组等10个小组。规定专家组主要职责，包括密切跟踪国内外疫情发展趋势，探讨和研究救治技术和实验室检测技术等，研判和评估广东省疫情发生趋势，拟订预防控制相关技术方案和措施，指导全省各级医疗卫生机构的预防控制和临床救治工

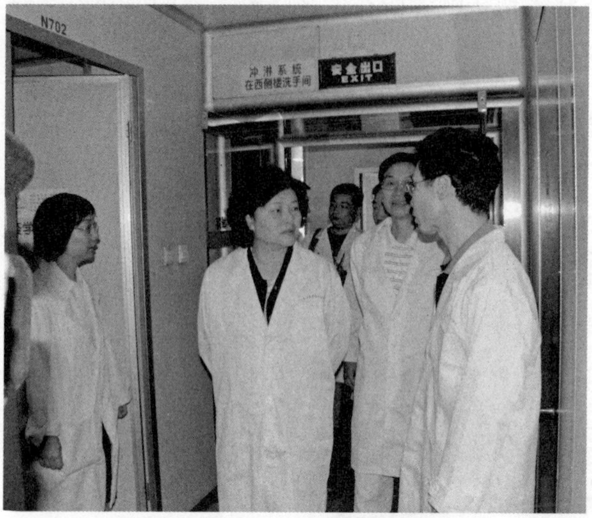

2009年5月31日，广东省人民政府雷于蓝副省长到广东省疾控中心检查指导甲流防控工作。

作，参加疑难病例会诊和重症病例救治，协助省卫生厅对全省防控工作进行督导检查，承办省卫生厅交付的防控甲型H1N1流感的其他任务等八方面内容。

涉及公众的政策，一方面通过发新闻通稿，另一方面充分利用高校专家及防控专家在媒体沟通方面的优势，多次接受媒体采访，让群众及时明白广东调整相关政策的理由与科学依据，引导公众正确认识和参与甲型H1N1流感防控工作，防控专家组成员还多次亲临学校、社区，指导公众开展六步洗手法，使防控知识教育落到实处。

二、输入阶段的防控策略与措施

输入散发期（5~6月），防控策略以"围堵"为重点，国家规定对甲型H1N1流感病例采取甲类传染病管理措施，控制输入、追踪密接、集中隔离，对入境人群开展检验检疫，对密切接触者实行严格的医学观察，对输入病例实施严格的隔离治疗措施。在此阶段情况变化是5月19日至6月上旬以输入病例为主，6月10日以后输入病例数与本土感染病例数同步增长，且本土感染病例数增长速度明显超过输入病例数量。

省卫生厅在4月末组织专家针对当时"猪流感"疫情开展的风险评估认为，广东省不可避免会出现输入性病例，出现输入性病例的具体时间尚不能确定，并存在因输入病例引起本地暴发和流行的可能性。

2009年5月1日以后，在香港已发现甲型HIN1流感确诊病例，而广东省尚未发现甲型HIN1流感病例的情况下，广东严格按国家的要求及时转发了卫生部

《关于进一步加强甲型H1N1流感密切接触者所在地区防控工作的通知》，要求各地对甲型H1N1流感密切接触者隔离观察情况实行日报告和零报告制度，并对密切接触者隔离观察及消毒等工作提出具体指导意见；根据《广东省流感大流行卫生应急预案（试行）》（粤卫明电〔2009〕37号）启动突发公共卫生事件应急响应机制；5月3日，广东省应对甲型H1N1流感联防联控工作机制印发了《广东省甲型H1N1流感密切接触者医学隔离观察工作简明指引（试行）》（粤卫明电〔2009〕44号），明确了10条具体操作措施，规范了密切接触者的医学隔离观察工作；5月8日，印发了《广东省口岸检验检疫机构转送留观人员处置工作指引（试行）》（粤卫明电〔2009〕47 号），进一步规范对口岸检验检疫转送的发热可疑人员处置工作。5月11日广东省联防联控工作机制派出3个工作组，开展全省甲型H1N1流感防控措施落实情况监督检查工作。

截至2009年5月15日，广东省已经开展了两次大规模的密切接触者的追查和医学观察工作。同时对口岸相关检疫部门转送地方发热病人进行隔离医学观察工作，累计隔离医学观察已达124人，均未发现甲型H1N1流感病例。2009年5月18日，发现广东省首例甲型H1N1流感输入病例，为国外旅游感染。

另外经近一个月的口岸“围堵”，境内相关部门采取以配合检疫部门追查或拦截可疑人群，措施虽然建立了快速联动、及时响应、全面追查、严格隔离等响应机制，在防止甲型H1N1流感输入，保障密切接触者身体健康等方面取得了良好的成效，但也存在拉网过于庞大，会耗费大量的社会和医疗卫生资源等现实问题。

专家组认为有必要适度调整广东省防控策略：即在对输入性病例实施“围堵”策略的同时，应将工作重点转移到流感样病例的监测，医疗机构对发热病例的筛查和提高医疗机构及早发现病人的能力上来，建议：1.对入境人员建立快速排查、有效防护、健康告知、密切联系的策略；2.在广东省原有8个市的流感实验室监测网络要覆盖全省21个地级市，投入资金购置检测设备试剂；3.加强检验技术人员和医务人员的培训；4 .规范发热门诊，做好预检分诊各项工作；5.及早做好出现更多病例和更大规模暴发的各种技术指引；6.做好重点地区、重点人群、重点措施等关键工作，组织联合督查组对各地防控工作进行全面督导。其决策依据是甲型H1N1流感病毒作为一种新型病毒，人们普遍缺乏免疫力，国际上出现隐性感染和病毒在患者发病前可能传播的情况，加上广东省对外交往密切，境外商务和旅游人员来往频繁，并且亚洲的日本出现本地传播的学校暴发，并逐渐向社区蔓延，从流感大流行的发展规律和甲型H1N1流感传播的情况来看，单凭“围堵”已很难阻击。后一段时间，广东省甲型H1N1流感输入性病例继续出现不可避免，病例输入后引起续发，甚至局部暴发的风险持续增高。5月份广东省进入流感高发季节，新流感输入后引起续发，甚至局部暴发的可能性增大，今冬明春或往后，新流感广泛传播或流行将不可避免。高度关注开展本地人群的流感监测与控制传播。

2009年5月26–28日期间广东省发现病例迅速增加，江门、广州、深圳相继发现病例，东莞市疾控中心发现了隐性带毒者，这都印证了上述的判断，也给下一步防控工作带来更大的难度和压力。

29日，卫生部和广东省卫生厅召开视频协商会，对广东省出现的新情况进行专题研究，进一步部署防控措施。接着卫生部召开全国卫生系统甲型H1N1流感防控工作视频会议，陈竺部长充分肯定了广东省防控工作，提出了10项部署意见。同时卫生部派甲型H1N1流感防控领导小组综合协调组负责人梁万年带队的国家专家来粤，指导广东省甲型H1N1流感防控工作，并在广东组织专家起草了《社区甲型H1N1流感暴发流行控制工作方案》。

为此，省卫生厅依据调整后的防控策略作出了部署：一是继续加强联防联控机制，强化防控力度，落实防控措施，进一步提高医务人员警惕性，提高病例发现和报告的敏感性，严防死守，控制疫情的扩散和蔓延；二是认真研究防控形势，根据防控工作需要，及时调整防控策略和应急预警级别，继续采取

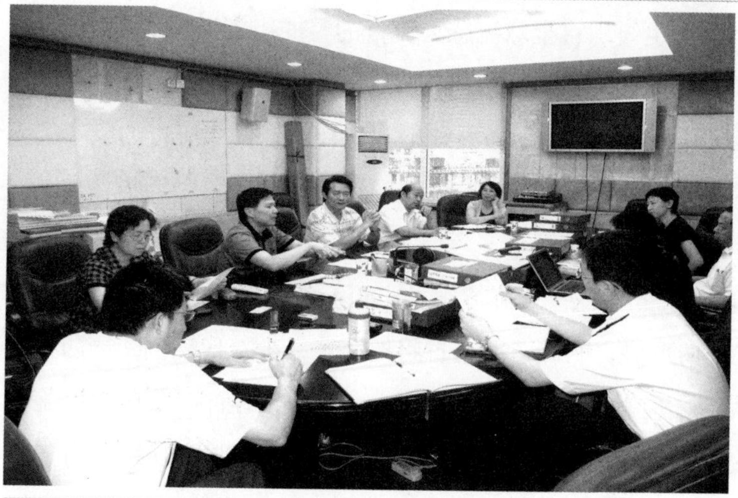

●甲流期间，省卫生厅经常召开各相关部门的联防联控会议。图为广东省卫生厅、广东出入境检验检疫局和广东省教育厅召开联防联控会议。

"内紧外松，科学有序"的防控策略和"三级响应，二级准备"的预警级别，一旦病例增多，随时研究调整防控策略和预警级别；三是做好高考和中考期间的防控工作，6月份是高考和中考时期，做好甲型H1N1流感防控工作，确保高考和中考安全举行，会同教育等部门制定高考和中考防控工作指引，落实防控和保障措施，确保高考和中考有序安全举行；四是加强病原学研究，针对广州市出现二代病例的情况，省卫生厅已经部署省疾控中心和中山大学开展病原学研究，从同源性方面深入开展研究，为防控工作提供科学依据；五是落实监测措施，进一步完善监测网络，提高监测敏感性，加强对流感样病例的监测，重点关注来自美洲等疫区人员，以及发现病例地区的监测，发现可疑病人及时采样送检。

三、本地散发期（6–8月）的防控策略与措施

（一）防控策略与目标

广东本阶段的调整为以社区疫情防控为重点，防控目标是"减少二代病例，严防社区传播，加强重症救治，应对疫情变化"。其目的是在"外堵输入，内防扩散"的基础上，以应对社区暴发为重点，降低暴发规模，减缓社区流行，加强重症病人救治，减轻流感大流行对群众健康和经济社会的危害。

（二）引起第一次调整的代表性事件及其调整内容

6月7日四川省出现二代甲型H1N1流感本土病例后，在成都开往广东的列车上引起聚集性续发病例，报告病例数急剧增加，并形成本地病例与国外输入病例混合发生的发病高峰，且本地病例发病增长速度明显超过国外输入病例。

6月11日晚，世界卫生组织将全球流感大流行的警戒级别提到最高的6级。

专家组认为，今后一段时间广东省甲型H1N1流感输入性病例将持续增加，传播来源不明的本地感染病例将会继续出现，社区暴发或流行的风险进一步加大。建议：将广东省响应级别由"三级响应，二级准备"提高到"二级响应"。

6月12日，省卫生厅召开流感大流行领导小组会议和防控专家组会议，分析评估当前广东省疫情形势，明确了广东省将按照"减少二代病例，严防社区传播，加强重症救治，应对疫情变化"的原则，对当前的防控策略和措施作出重大调整:一是坚持"外堵输入，内防扩散"的策略，加强密切接触者的管

理，尽量减少二代病例；二是进一步完善监测网络，落实扩大监测措施，及时发现社区感染个案，减少社区病例，延缓社区传播；三是重点加强学校、托幼机构等人群密集场所的防控工作，防止出现聚集性病例和暴发；四是进一步加强社区防控工作，完善社区防控的政策环境和保障措施，做好应对社区出现暴发流行的准备；五是进一步提高医务人员警惕性，做到早发现、早报告、早诊断、早治疗，切实加强重症病例救治；六是进一步加强联防联控机制，落实防控措施，控制疫情的扩散和蔓延；七是加强健康教育宣传，引导群众正确认识和对待流感疫情，做到既保持必要的警戒又避免恐慌。

调整的主要依据是：

1．国内外的疫情分析资料显示，由于潜伏期与隐性感染者的传播无法监控，症状不典型病例难于甄别监测，当时采取的一系列防控措施只能减缓新型甲型流感的传播速度与危害，无法杜绝输入性病例的发生，从而可能造成入境后在社区发病与传播的情况出现。

2．国内病例均为输入性病例，能主动就诊并说明相关行程。但除广东病例属于在口岸排查时发现发病迹象并接受隔离治疗外，其余病例均已通过口岸排查，未发现异常而进入社区活动。

3．从国外疫情分析，甲型H1N1流感传染性比季节性流感强，甲型H1N1流感的二代发病率（续发率）为22%–33%，而普通季节性流感则为5%–15%。从发病特点分析，甲型H1N1流感病例临床表现与一般季节性流感相似，美国的数据表明病死率与季节性流感接近。

调整后具体的措施如下：

1．口岸检疫。

（1）在防范口岸输入时，注意依据不同地区流行强度的差异区别对待。重点关注来自有本地人传人疫情的国家和地区，特别是华侨、留学回国人员的筛查，在口岸排查工作上建议实行主动收集入境人员信息，主动发放健康告知书以及主动收集入境人员行程等。而对于非疫情流行区或仅有输入性病例的地区，以发放健康告知为主。提高自主就医及主动咨询等个人防范意识。

（2）根据现有少数输入病例的情况，针对发热病人密切接触者的管理可维持现有的指定地点隔离医学观察措施，但有必要进一步明确密切接触者的判定和隔离医学观察时间。而对未诊断为疑似或确诊病例的发热人员的同行留观人员应以健康告知为重点，对个别重点人员考虑采用电话随访方式进行；同时，对发热待查的病例，应尽快开展快速排查诊断，如连续2天每天1次采样排查诊断阴性，病人发热症状消失应尽快解除对患者及同行留观人员的医学观察；如病人仍有发热症状，可先解除同行留观人员的医学观察，病人转入常规治疗。

（3）鉴于当前国内开展的密切接触者医学观察结果均未发现异常，在出现更多的输入性病例或造成本地局部暴发时，必须适时考虑调整密切接触者医学观察的方式，减轻社会投入与医疗资源的消耗，更多地以健康告知、主动随访为重点。

2. 扩大流感监测哨点。

注重加强开展医院流感样病例的搜索、甄别与控制传播工作。本阶段防控工作重点不仅仅是防范输入性病例的“围堵”策略，更应关注把好医院发热病例筛查关，进一步提升到立足本地的广泛传播或流行的应对准备和常规预防控制传播上来。在扩大流感样病例监测与病原学监测网络时，省级部门应投入资金落实生物安全及快速检测设备、试剂、样品采集与运送等工作经费，用于支持各市各监测点开展流感监测工作；同时，卫生部门要加强监测网络扩大后的监测人员培训。

规范监测点工作制度，落实二级及以上医院的发热门诊预检分诊制度；落实临床医生接诊发热病人时的流行病学史问询。吸取“非典”的教训，要求临床医生在接诊发热病人时必须问询：疫区旅游史或接触史、是否属于高危职业人员、是否为肺炎病人的密切接触者等等。同时，加强疾控部门专业技术人员的培训，强化流行病学调查技能。

3. 多部门间的沟通与协调。

制订医疗机构、疾控机构与检验检疫机构间的衔接指导建议，确保部门间的信息畅通与事件的及时处置。针对重点事件、重点人群及其标本的信息要及时互通，强化联防联控工作机制。建立检疫、高等院校与疾病控制中心实验室、省与市的联防实验室网络，逐级开展病例甄别与筛选排查。扩大快速实验室检验的范围，尽快将快速筛查及PCR技术普及到有条件开展的医疗机构。

4. 加强交通运输部门科学防控工作，对重点地区、线路（如省港直通车）的交通部门给予技术指导，制订针对交通运输途中发现发热病人的应急指引，开展乘务人员的防控知识培训，强调在出入境线路等交通工具配备必要的应急包，应急包应包括医用口罩、体温计、健康告知书、发热病人登记本、沿途医疗防疫机构联系电话等，必要时要指定一定场所作为途中发热病人临时安置点，通过技术指导提高交通部门应急处置能力。对入境的飞机、大巴、直通车等要做好健康告知宣传，必要时开展重点人员监测。

5. 加强公众健康宣传，编制适用于公众和医生等不同群体的手机短信，通过手机网络、电视新闻等平台针对性地教育不同人群如何做防范，强化风险沟通意识。建议加强政府公益宣传，利用电视、报纸等媒体的宣传，开展滚动防控知识发布和宣传。从学校、媒体和医疗机构入手，宣传预防流感知识和风险教育。

6. 保障应急储备工作的落实，细化处置工作指引。

（1）技术储备：依据卫生部甲型H1N1流感医院感染控制技术指南，规定发热门诊等医疗机构做好个人防护的同时，依据疫情形势，适度调整各类工作指引的细则，如针对公众社会高危人群、交通运输发热病人应急处置，学校等集体机构出现甲型H1N1病例后的相关指引等。

（2）医疗响应工作储备：各级定点医疗机构应立足发生本地暴发事件的二级响应，做好病人收治准备，落实防护用品、采样和送检器材的储备。要考虑建立一、二、三线医疗救护的工作安排，一旦发生本地传播事件造成较大范围的发病时，能迅速利用社区卫生服务中心收治轻型病例，并迅速指定重症定点救护医院，保障重点人群（如慢性病患者等）的医疗服务，减少死亡病例发生的风险。

7. 针对重点地区、重点人群和重点措施的准备工作开展督导，及时发现问题并纠正。建议有关部门对口岸交往频繁的珠江三角洲地区、湛江、汕头等重点地区的医疗机构进行重点督导。落实病人的转运准备与救治病房配套准备。主要有：规范发热门诊的设置；检查各定点医院的防护用品及医疗物资储备情况；考核医护人员接诊防范意识。对未能按规定做好准备工作的医院实行通报整改。

8. 强化医疗卫生和疾控机构的属地处置能力，立足由属地组织处置疫情，大力培养社区卫生服务工作人员（全科医生、社区护士）作为应对疫情的后备力量，提高社区开展群防群治群控的能力。

（三）引起第二次调整的代表性事件及其调整内容

6月18日，香港开始对防控策略进行调整，缩小了密切接触者追踪范围，要求轻症病人居家治疗。

6月18日和24日，广东省东莞石排镇和江门蓬江区先后发生二起小学甲型H1N1流感暴发疫情。广东在全国率先实行密切接触者居家观察（见案例5）和轻症病例居家隔离治疗（见案例15）。国家7月8日才对密切接触者管理政策由原来的集中医学观察改为居家或住地医学观察。

6月19日以来，在短短的一周多时间内，全省先后出现东莞石排中心小学、江门台山市三合镇康和小学和蓬江区北郊小学、广州文冲船厂小学和商贸职业学校、佛山三水区中心小学等6起学校聚集性甲型H1N1流感病例疫情，短时间内学校暴发疫情不断涌现，成为了广东省病例的主要增长原因，对社会造成了一定的影响，实施以学校为主的社区防控策略显得尤其紧迫。

6月23日，广东省卫生厅向卫生部疾控局和应急办提出了《关于调整甲型H1N1流感防控策略的建议》，从病例和事件级别管理、响应级别管理、检测确诊权限、信息报告与发布、密接管理、病例治疗、流感监测等七个方面提出了调整建议。

6月27日，香港宣布再一次调整防控策略：只对学校、社区暴发和重症病例进行流行病学调查，其他病例不再进行流行病学调查和密切接触者追踪；轻症病例采取居家休息，不再给予达菲治疗；有慢性病的确诊病例采取居家医学观察，同时给予达菲等药物治疗；对重症病例收入医院给予达菲等抗病毒药物治疗；在学校发现确诊病例，立即停课；加强对病毒变异的监测；医疗机构只采集一定数量样本进行检测，仅报告实验室确诊病例，其他病例不再报告；出入境只进行体温监测、健康申报和健康讯息广播；不再向媒体公布患者居住地。香港调整防控政策后，将有更多病例和隐性感染者进入广东省，对广东省防控工作将形成新的更大的压力。

省专家组认为：香港防控策略的调整将导致从香港进入广东省的人员中输入性轻症病例或隐性感染者数量明显增加，引起省内传染来源不明的本地感染病例数量快速增加，尤其引发社区传播的风险明显增加，以广州、深圳、东莞和中山为高危地区，建议对防控措施进行调整：1.近期取消对甲型H1N1流感采取的“甲类传染病防控措施”；2.在“外堵输入，内防扩散”的基础上，以

"分类管理，属地负责"为工作原则，各地市根据本地疫情形势和特点，及时对防控策略进行适度调整；3.实施对甲型H1N1流感分类诊治的策略；4.重新调整密切接触者医学观察策略：将病人的密切接触者分类管理；5.鼓励轻症病人居家隔离治疗或不就诊，重症病人入院治疗，以有效利用卫生资源、降低病死率；6.对医护人员和可用的医疗卫生资源进行评估，应对大流行期病例数激增给医疗系统造成的压力；7.加强流感监测，做好流行趋势和病毒变异、耐药的分析和预测，关注全球疫情进展和病毒变化，及时提出预警；8.做好相关疫苗预防接种方案准备，适时启动预防接种工作。

根据上述专家组意见，广东省疾控中心印发了《广东省现阶段甲型H1N1流感防控措施分类管理技术方案（试行）》（粤疾控〔2009〕168号），率先对防控策略进行了适时调整。

7–8月学校的放假，学校暴发疫情的压力有所缓和，但暑假的各种夏令营或补习班等活动难以禁止，代表事件有广州黄埔暑期夏令营（见案例8）、某中学在校补习生聚集性甲型H1N1流感疫情、还有深圳市某企业科技园一工厂和广州一工厂等厂矿企业聚集性甲型H1N1流感疫情、中山大学附属某医院聚集性甲型H1N1流感疫情（见案例9）。

7月6日，省卫生厅印发了《广东省甲型H1N1流感社区防控系列指引》（粤卫明电〔2009〕68号）。

7月8日，国家对防控策略进行了一次大调整，即对密切接触者由原来的集中医学观察改为居家或住地医学观察。

7月10日，卫生部发布2009年第9号公告，将甲型H1N1流感从甲类管理调整为乙类传染病管理。

8月8日，广州市出现全省首例甲型H1N1流感重症病例。

8月，省卫生厅下发了《关于做好暑期夏令营等学生高度聚集活动甲型H1N1流感防控工作的通知》（粤卫明电〔2009〕75号）和《广东省甲型H1N1流感暑期及2009新学年学生防控系列指引》。

四、社区流行期（9–12月）的防控策略与措施

防控策略：病例分类管理，加强重症病例救治、降低病死率；做好社区防控，遏制暴发规模，重点人群免疫。

9月份以后，全省各地学校开学，出现学校暴发疫情高峰。随着发病人数的骤增，重症病例开始出现，广东省甲型H1N1流感防控措施仍以监测为基础，重点做好重症的早期识别诊断与治疗，减少死亡病例发生。

10月以后，深圳、茂名等陆续报告了甲型H1N1流感重症病例，医疗救治工作已成为甲型H1N1流感防治的重点。

11月以后，广州、肇庆等地陆续发生重症死亡病例。加强对重症和危重病例的早期识别，及时发现重症病例，尽早予以抗病毒治疗，采取综合治疗措施，提高抢救成功率，降低病死率成为主要工作任务。同时，也提出了充分发挥中医药在甲型H1N1流感预防和治疗中的作用。在发生重症和死亡病例后，省专家组成员多次前往相关疫点深入调查，并与临床专家组共同探讨重症病例发生的可能危险因素，总结重症及死亡病例的防控与调查要点，参与制定《关于加强广东省甲型H1N1流感重症、危重与死亡病例报告与实验室检测工作的通知》，指导全省各级疾控部门开展重症及死亡病例调查工作。

2009年10月29日，省卫生厅、省财政厅经省人民政府同意联合下发了《广东省2009年秋冬季甲型H1N1流感疫苗接种工作方案》，方案就接种范围、接种时间、接种人群、工作原则、组织管理以及技术措施等一一予以规定（见案件9）。第一类优先接种人群为关键岗位的公共服务人群：各级一线医务人员、疾控机构流行病学调查及实验室等工作人员，以及福利院等机构的工作人员；一线公安干警；口岸检疫、海关、边检、民航、交通、电网等关键岗位公共服务人员；组织和参与大型重要活动有关人员；在岗教职人员。第二类：重点地区的幼儿园、大中小学校学生。第三类：符合接种条件的慢性呼吸系系统疾病和心脑血管等慢性病患者。

2009年11月23日，广东省根据疫情与疫苗供应情况，疫苗接种调整为在完成第一类优先接种人群（一线公共服务人员）疫苗接种的前提下，现阶段应将学生作为重点接种人群，并加快学生人群的疫苗接种工作，扩大学生接种人群范围，争取尽早在小学、中学全人群进行疫苗接种。同时明确不再进行个案的实验室检测工作，将有限的实验室资源用于主动监测、重症病例的甄别及聚集性疫情的确认等方面。针对学校疫情的防控策略应以学校加强并严格执行晨、午检和学生自检为主，当学校出现聚集性病例后，应迅速评估疫情发展趋势，必要时可采取科学适度的停课措施。

广东省自10月中旬陆续在重点人群中稳妥推进甲型H1N1流感疫苗的接种工作以来，得到社会各界的支持和配合，在学生人群中开展的疫苗接种工作全面铺开，没有出现严重的不良反应。学生人群的接种工作将延续到12月30日，元旦过后，将针对春运期间的流动人群特点，在珠三角等重点地区，部署外来工等人群的甲型H1N1流感疫苗接种工作。

广东省在防控甲型H1N1流感工作中，专家参谋，领导决策的做法得到充分的肯定，也取得了良好的效果。2009年12月1日，雷于蓝副省长主持召开省甲型H1N1流感防控和救治专家会议，听取了省甲型H1N1流感防控和救治专家对当前防控形势的分析，以及重症救治的情况，高度肯定了前一阶段甲型H1N1流感防控工作所取得的明显成效及省专家组的积极贡献。要求坚持强化预防、突出重点、加强救治、减少危害的防控策略，全面、主动做好各项防控工作，尽力遏制疫情蔓延趋势，保障人民群众身体健康。

第三节　应急保障

应急物资和经费保障，是甲型H1N1流感防控过程中的重要工作之一，也是成功防控甲型H1N1流感的关键。在2009年的甲型H1N1流感防控工作中，据不完全统计，广东省省级财政安排经费将近3亿元。全省各市、县级政府也加强了物资和经费保障。巨大的物资和经费保障，为甲型H1N1流感防控提供了强有力的保障。

在甲型H1N1流感暴发流行的初期，主要的任务首先是要发现与诊断，而要及时作出诊断，必须依靠实验室检测，省委、省政府高度重视，第一时间通过省级财政投入，解决实验室检验检测所需的设备、试剂，及人员培训、抗病毒药物、防护用品、负压救护车等装备物资所需经费，为正在如火如荼的甲型H1N1流感防控工作提供坚强的物资和后勤保障。这是科学高效有序防控甲型H1N1流感的重要保证。

当时国内外媒体均十分关注达菲等特效药品的储备情况，一时间达菲储备成为衡量政府应对甲型H1N1流感重视与否的重要指标。群众也十分关注政府达菲储备情况，认为有达菲就可以成功治疗甲型H1N1流感，否则心里就没有底。广东早已有应对流感大流行的相关物资的储备，如省政府安排的1万盒达菲储备。广东省果断的物资和经费保障，在政治上稳定了民心。

正在甲型H1N1流感肆虐的时候，世界卫生组织建议各个国家和地区均应按照人口的50%储备达菲或依乐韦等特效抗病毒药品，世界各国和地区正争先恐后向厂家订购达菲或依乐韦，美国、日本和欧盟等发达国家均大手笔订购达菲和依乐韦。国家经信委和卫生部也要求各省市按照2%的人口数量来储备达菲等特效抗病毒药品。

面对甲型H1N1流感防控的国际和国内政治环境，以及甲型H1N1流感防控形势需要，广东省多次组织专家就达菲和依乐韦储备等物资储备提出了具体的需求数量和测量依据。认为还没有必要按2%的人口数量储备达菲等抗病毒物品。

省政府采取特事特办的方式，迅速安排4000多万元购买了20万盒达菲和防护口罩、防护服等物资，同时决定安排1400万元，为14个经济欠发达市各装备一辆负压救护车和重症监护抢救设备，以及安排1380万元装备全省疾控中心实验室检测设备。省政府安排近2亿，用于非珠三角地区甲型H1N1流感疫苗和注射器购买经费。

在防控的后期，为了防治甲型H1N1流感卷土重来，省政府召开有关厅局领导会议，协调解决了5万盒依韦乐的储备经费。

由于达菲、负压救护车和重症监护抢救设备等药品设备购买及时，供货较其他省份早，广东第一时间有相关物资用在重症病例救治中，成功救治了许多重症病例。同时检测设备及时配备，能在全省范围内开展疫情监测，提供准确的监测数据，为科学决策提供了最可靠的依据，为成功防控第一波疫情打下坚实的物资基础。

坚强的物资和经费保障，使疫情处置工作处处把握先机、心中有数，从而使广东省在面对复杂多变的疫情处置局面中始终能做到科学、有序、有力、有效。

案例2. 应急物资储备

一、事由

2009年4月25日，WHO宣告新型流感疫情构成“国际关注的突发公共卫生事件”，并于4月27日、4月29日、6月11日，先后将全球流感大流行预警级别由3级提升至4级、5级、6级。WHO在6月11日宣布全球流感大流行预警级别为6级，标志着全球进入由新型甲型H1N1流感病毒引起的流感大流行。

二、背景

2009年4月25日，世卫组织总干事陈冯富珍在世卫组织日内瓦总部举行的电视新闻发布会上表示，这种已在人际间传播的猪流感病毒很明显地存在演变成流行性病毒的可能，且形势的发展“不可预测”。她说，这种在人际间传播、名为A/H1N1的新型病毒让人类面临一个“严峻的形势”，没有发现病例的国家必须提高警惕。

美国国土安全部4月27日宣布启动公共卫生紧急机制。在紧急采取的多项措施中，包括由卫生部释出足以医治300万民众的“战略储备”药剂，国防部则另备妥足以医治700万军人的药剂。4月30日，路透社报道，美国传出首例猪流感死亡病例后，预防流感的产品热销，正积极储备美国疾病控制与预防中心（CDC）推荐的所有产品；美国民众对洗手液、纸巾和肥皂的需求“异常激增”。罗氏药厂生产的流感药物达菲（Tamiflu）亦抢手。

4月28日，胡锦涛总书记专门就做好防范人感染猪流感疫情作出重要指示，他要求各级党委和政府及时采取综合防范措施，尤其要严格出入境检验检疫，抓紧做好应急技术储备和物资准备等。国务院于4月27日紧急召开常务会议，强调重点抓好的工作之一：增加防护防疫用品、有效抗病毒药品和临床救治器具等储备。4月28日，卫生部发布了《关于加强人感染猪流感防控应对和应急准备工作的通知》，要求各地各级卫生行政部门要做好应急准备和防控物资储备，强化专业人员技术培训，防范应对猪流感疫情传入中国。

广东从5月1日起打响了应对流感大流行的战斗，包括实验室检验检测所需的设备、试剂，及人员培训、抗病毒药物、防护用品、负压救护车等应急物资的储备，也随着流感大流行应对的不同阶段与要求开展。

三、决策与措施

在甲流防控前期，即输入散发期，省卫生厅组织专家对当时甲流的国际、国内发展趋势进行研判，立即重点加强以省疾控中心作为传染病防控龙头单位的应急治疗药物和个人防护装备配备。同时实施了我省东西两翼地区个人防护装备的应急配备，于2009年5月15日从省卫生厅应急储备库中调拨省疾病预防控制中心达菲200人份、N95口罩2000个、防护服1000件、防护目镜50个；向汕头、韶关、河源、梅州、惠州、汕尾、阳江、湛江、茂名、肇庆、清远、潮州、揭阳和云浮14个地级市共调拨N95口罩1500个、防护服750件、防护目镜150个。

甲流防控初期国内外媒体均十分关注达菲等特效药品的储备情况，一时间达菲储备成为衡量政府应对甲流重视与否的重要指标。群众也十分关注政府达菲储备情况，认为有达菲就可以成功治疗甲流，否则心里就没有底。省卫生厅已有应对流感大流行的相关物资的储备，储备了1万人份的达菲。

随着甲流疫情的发展，疫情已由输入散发期转入本地散发期，广东依据对甲流疫情发展趋势的研判、甲流疫情的监测评估、个人防护用品市场生产能力的评估，制定了广东省级应对甲流暴发大疫情的个人防护用品储备计划和实施方案。

在甲流防控的社区流行期，将部分储备的个人防护用品下拨到各地。

与此同时，世界卫生组织建议各个国家和地区均应按照人口的50％储备达菲或依乐韦等特效抗病毒药品，世界各国和地区正争先恐后向厂家订购达菲或依乐韦，美国、日本和欧盟等发达国家均大手笔订购达菲和依乐韦。国家经信委和卫生部也要求各省市按照2％的人口数量来储备达菲等特效抗病毒药品。

面对甲流防控的国际和国内政治环境，省卫生厅多次组织省疾控中心和甲流防控专家就达菲等甲流治疗的药物的储备进行评估分析，认为目前病例均是轻型，暂时没有必要按2％人口的数量储备达菲等抗病毒物品，提出了20万人份的具体储备需求数量，并建议尽快采购，在可能出现的第二波疫情发生之前做好基本储备。省委、省政府高度重视，采取特事特办的方式，第一时间通过省级财政投入，迅速购买了20万盒达菲和防护口罩、防护服等物资，保障了上述计划的顺利实施。在新货未到时，早期已储备的10000盒达菲，调拨给省疾病预防控制中心1000人份，分配每地级市各50人份统筹使用，安定民心。

在甲流防控的后期，为了防治甲流卷土重来，广东根据甲流防控专家《关于现阶段储备“依乐韦”和医用防护口罩应对流感大流行的建议》，决定增储依乐韦，立即向省政府申请协调解决了5万盒依乐韦的储备经费。

四、分析与讨论

（一）决策依据

1．面对来势汹汹的甲流，“三军未动，粮草先行”，应急物资储备是非常重要的。储备数量充足的卫生防疫应急物资，具有稳定军心、稳定民心的作用，正所谓“手中有粮心不慌”。

2．我省公共卫生的发展存在不平衡，欠发达地区的应急防控工作装备存在不足，从我省的这一实际情况出发和对甲流防控工作的全局考虑，重点加强省疾控中心作为传染病防控龙头单位的应急装备的同时也加强了我省东西两翼地区的应急配备。

3．全球甲流疫情的发展趋势非常严峻，个人防护用品在市场上存在供不应求的紧张局面，个人防护用品生产企业应对全球传染病疫情大暴发的生产能力是严重不足的。事实证明，甲流疫情在国内发生后，市面上的医用防护服、N95口罩是非常难求的。显然，储备个人防护用品根据市场的生产能力实行一次性购储充足的数量是英明的决策。

4．甲流防控药物虽存在紧张局面，但全球包括我国的生产企业均在加紧生产；国家战略储备成为坚强的后盾；甲流病例的症状呈较轻的趋势发展；甲流疫苗已准备投入使用。基于上述理由，广东果断决定储备达菲20万人份，没有必要按2％人口的数量储备达菲等抗病毒物品。

5．根据丹麦、日本和中国香港等到地检测已发现有对达菲具有耐药性的H1N1病毒个案的报道，增储备另一抗H1N1病毒药物依乐韦是非常必要的。

6．将部分储备的个人防护用品下拨到各地，能充分地支持各地的应急物资储备，增强其信心，同时能更好地发挥各地的专业人员应对甲流疫情的能力。

（二）风险分析

抗流感病毒药物达菲、甲流防控应急个人防护用品实施充足的储备，需要投入以亿元人民币计算的大量经费，一旦疫情不需要，可能造成很大的浪费。为此，制定充足实物储备决策时就必须承担可能造成浪费的风险影响；而若制定其它储备方法，如分阶段储备等决策时，则可能因为生产应急用品的企业屈指可数，全球性的大流行，各国都急需订购，生产企业不可能一下子满足需求，需承担应急物资可能储备不足的风险影响。

（三）效果分析

在甲流防控前期到甲流防控的后期的全过程中，经省卫生厅和省疾病预防控制中心在甲流防控工作的应急物资储备中作出的决策和措施，使全省21个地市联控中心、省疾控中心、省人民医院、省第二人医院、中山大学附二院、南方医院、广州中医药第一附属医院、广州医学院附一医院、省中医院、广州市第八医院等甲型H1N1流感重症病例省级定点收治医院的抗流感病毒药物、应急个人防护用品等应急物资储备得到补充和保障；使我省应对甲型H1N1流感大流行中，维持了我省医疗卫生服务系统、公共服务系统的正常运转；对感染甲型H1N1流感病人做到“早发现，早报告，早隔离，早治疗”，防止甲型H1N1流感疫情扩散；有效预防、控制和消除甲型H1N1流感对现场处置人员的危害，减少医务人群中暴发疫情的发生，降低发病率和病死率，降低甲型H1N1流感大流行的危害。

良好的决策、有计划地实施应急储备物质的储备，为我省甲流总体防控策略的顺利实施和防疫总目标的实现提供了充足的物资保障，避免了不必要的恐慌和资源浪费，使我省甲型H1N1疫情得到了有效防控，保障了全省经济建设的顺利进行，保障了广大人民的身体健康，促进了社会和谐发展。

应急物资储备是一项为民办好事、办实事，保障群众健康的民心工程，关系到党和政府在人民群众心目中的形象，对密切党群关系，政群关系起到很好的催化作用。

（四）启示

基于在整个甲流防控工作中应急物资储备工作的思考，得到如下启示：

1．应及早建立我省医疗卫生应急物资储备中心，储备充足、精良的应急物资，并建立粤东、粤西两翼的医疗卫生应急物资储备分中心，提高应急物资的调配效率。

2．应不断完善突发公共卫生事件应急储备体系，应急防控物资储备要遵循平战结合的方针，实现国家储备与地方储备相互补充，政府应急储备与行业应急储备相互补充的良好运作，探索开展实物、资金和能力储备的各种应急储备模式。

3．争取医疗卫生应急物资储备的专项经费，突发公共卫生事件应急储备必须有财政的大力支持，才能达到应急物资储备精良、充足。

素材收集：傅军华　易建荣
案例编写：易建荣　傅军华
宋　铁　李观明

第三章

「预防与控制」

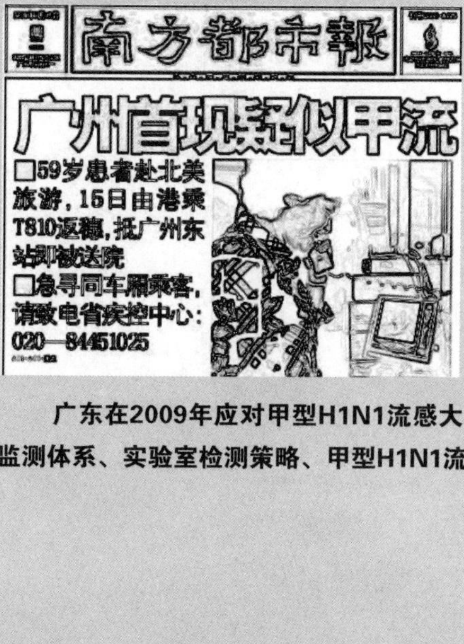

南方都市報

广州首现疑似甲流

□59岁患者赴北美旅游，15日由港乘T810返穗，抵广州东站即被送院

□急寻同车厢乘客，请致电省疾控中心：020—84451025

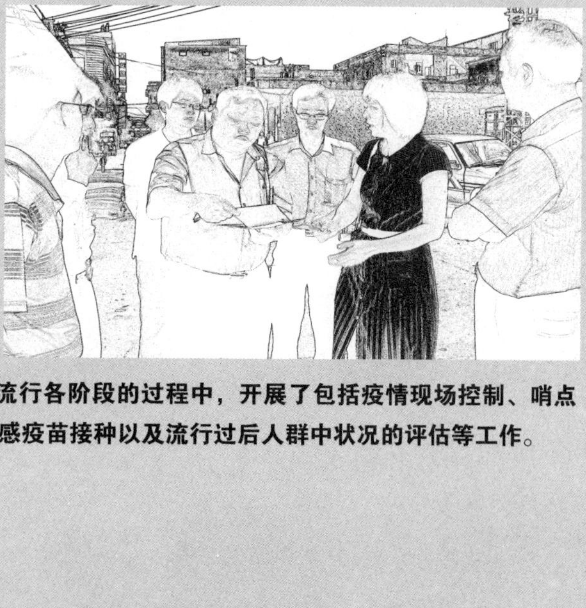

广东在2009年应对甲型H1N1流感大流行各阶段的过程中，开展了包括疫情现场控制、哨点监测体系、实验室检测策略、甲型H1N1流感疫苗接种以及流行过后人群中状况的评估等工作。

广东在2009年应对甲型H1N1流感大流行各阶段的过程中，开展了包括疫情现场控制、哨点监测体系与实验室检测策略、甲型H1N1流感疫苗接种以及流行过后人群中状况的评估等工作。本章结合案例分析广东在甲型H1N1流感防控过程中实际的做法，决策过程与风险分析、效果以及对今后工作的启示。

第一节　疫情控制

甲型H1N1流感作为一种新发传染病，人们对其认识需要一个过程，广东在疫情处理上体现了从严防死守到监测防控的过程，本节的六个案例展示了广东在疫情防控过程中遭遇的多起全国首次情况，记录了当时政策要求与现实情况不一致时作出相应措施的困难与决心，以不唯上、不唯书、只唯实的科学态度开展疫情控制的真实情景。

案例3. 广东省首例输入病例的调查处理

一、事由

2009年5月19日，广州市报告了1例输入性甲型H1N1流感确诊病例。这是广东省报告的首例甲型H1N1流感确诊病例。

患者杨某，男，59岁，商人。患者2009年5月15日乘列车从香港抵达广州，在列车行驶途中自觉寒战、出汗、发热，在此之前患者去过甲型H1N1流感流行地区美国、加拿大等地。在国境检疫时发现发热37.7℃，检验检疫机构对其采集咽拭标本进行检测，并转送广州市第八人民医院住院隔离治疗。5月19日杨某被确诊为甲型H1N1流感病例，5月22日治愈出院。

这是广东省报告的首例输入性甲型H1N1流感确诊病例，也是我国首例国境检疫发现的甲型H1N1流感病例。事件发生后，广东省积极主动发挥联防联控工作机制，跨地区多部门协助，共同完成疫情处置。

二、背景

5月1日，香港报告我国（含港澳台地区）首例甲型H1N1流感确诊病例。香港宣布将香港的传染病警戒级别由“严重”提升至“紧急”。疑似个案一旦确诊，所有与患者曾有密切接触的人士都将接受至少7天的隔离

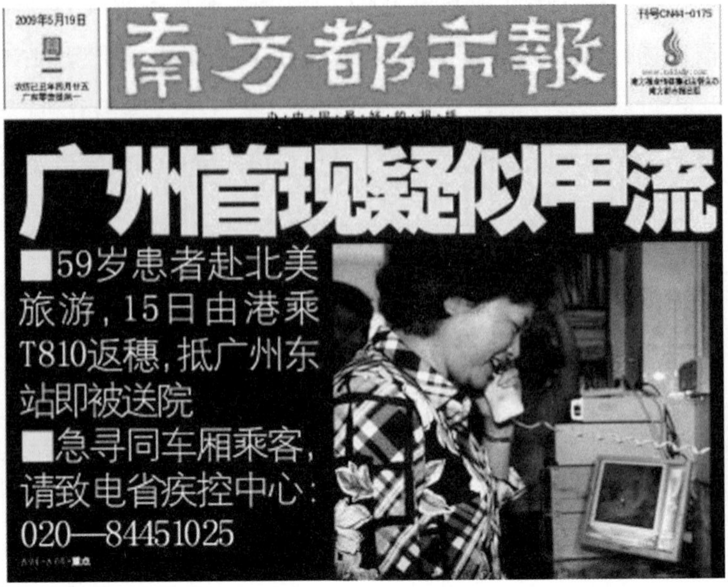
2009年5月19日 周二

南方都市报

刊号CN44-0175

广州首现疑似甲流

■59岁患者赴北美旅游，15日由港乘T810返穗，抵广州东站即被送院

■急寻同车厢乘客，请致电省疾控中心：020—84451025

●2009年5月19日，广东省报告第一例甲流输入性病例。雷于蓝副省长赴广州市八医院慰问患者及医务人员。

观察。以“围堵”策略应对疫情，包括在口岸采取严格防疫措施、严密隔离受感染病人、追踪可疑患者等。5月10日，四川省报告我国内地首例甲型H1N1流感确诊病例，其后北京、山东两省也发现了确诊的输入性病例，但均是病例在临床医院就诊时被发现，患者入境时国境口岸卫生检疫部门并未发现。

卫生部将甲型H1N1流感纳入乙类传染病，并采取甲类传染病的防控措施，同时纳入检疫传染病管理。疫情初期，我国防控甲型H1N1流感策略主要是“外堵输入，内防扩散”。事件发生之前，根据国家的有关部署，广州市事先指定了3家留验场所，由卫生、检验检疫、公安、交委、外事等部门负责组织做好有关人员医学观察工作。

此次事件发生后，舆论关注度很高。卫生部对此事立即进行了通报，广东省卫生厅召开了新闻发布，各主流媒体对病例的发现、就诊、病情、治疗、出院等事件发生与进展的情况均做了详细报道。由于及时、公开披露信息，对社会产生了正面影响，没有引起恐慌。患者曾乘坐香港回穗列车，车上已界定的93名密切接触者中有4人无法找到，引起媒体关注，公众有所担忧。当时香港已将密切接触者隔离政策由之前的集中隔离调整为在家隔离，而广州本起疫情累计隔离89人之多，媒体同时关注广东省是否会效仿香港政策。

广东省对香港策略的调整也有关注，认为“调整有一定道理”，广东也会随着疫情的变化来进行调整。

三、决策与措施

（一）开展病例的流行病学调查，判定是否为输入性病例

各级疾控部门立即对病例开展了详细的流行病学调查，重点是调查患者旅行史、发病及就诊情况。

当时广东省尚无甲型H1N1流感确诊及疑似病例，国内无本地疫情报告。通过对患者的流行病学调查发现，患者夫妇二人4月下旬前往美国、加拿大等地旅行，患者在5月15日回国时，由国境检验检疫部门发现体温异常，送医院进行排查发现为甲型H1N1流感阳性。根据患者流行病学史，以及考虑疾病的潜伏期，推测患者是在美加旅行期间感染，确定为输入性病例。

（二）密切接触者的排查与集中医学观察

患者确诊甲型H1N1流感后，开展密切接触者排查和组织做好医学观察工作成为了控制疫情的关键。5月18日，广州市疾控中心工作人员开始对密切接触者进行全面排查，患者在5月14日出现流感早期症状，5月15日乘列车抵达广州后已被隔离，依据当时对交通工具密切接触者的严格界定，对该新发传染病传播途径认识水平和对密封空调列车上可能存在高传播风险的担忧，作为患者国内的密切接触者甄别判定就是列车上同车厢乘客及乘务人员。

广州市疾控中心根据铁路部门从交通检疫健康申报表掌握与患者同车厢的乘客名单，及时获悉联系方式，迅速通过电话进行甄别、排查和健康提示，同时，请机场、出入境边检、出入境检验检疫和公安部门等机构协查，对已离穗人员通过电话和传真通知所在地防控机构处理。与患者密切接触者共有93人，追查并联系上89人（其中66人在广州市），尚未联系上的4人均为外籍人员并确认已离境。在广州市的66名密切接触者集中医学观察7天。医学观察期间，各地的观察者中有6人曾出现过发热或呼吸道症状，经核酸检测都排除了感染甲型H1N1流感的可能性。

四、分析与讨论

（一）决策依据

卫生部将甲型H1N1流感纳入《中华人民共和国传染病防治法》规定

的乙类传染病，并采取甲类传染病的防控措施。同时纳入《中华人民共和国国境卫生检疫法》规定的检疫传染病管理。另外，甲型H1N1流感属于新发传染病，当时疫情尚属早期，对其传播力、致病力了解还不是很清楚，必须采取较为严密的措施。

（二）风险分析

本省首起疫情，政府高度重视，疫情公布后，各类媒体热切追踪，社会广泛关注政府和卫生系统的处置措施和效果，对现场医疗防疫人员和患者形成巨大心理压力。因属新发传染病，检测方法刚建立，采取严格疫情控制措施应建立在病例准确检测诊断和疫情准确判断的基础之上。为求稳妥，疫情控制决策前，本案例患者标本安排了多方实验室复核，经过省、市和检疫部门三方实验室连夜的平行检测，最大限度地确保检测阳性结果的可靠性，根据临床诊断结合充分的实验室结果支持，依据当时卫生部制定的诊疗方案诊断标准，经过省、市专家组会诊，诊断错误的风险可基本排除。依据当时的法规，甲型H1N1流感属于采取甲类管理的乙类传染病，对病例和密切接触者采取严格隔离控制措施，同时，基于对该病传播风险和致病力的认识，对与患者同乘列车车厢的成员按密切接触者进行甄别和隔离医学观察有法理依据和流行病学理论支持。

针对列车乘量大，社会影响面广，抵达广州口岸初步检疫后已很快各散东西，入境同车厢乘客来广州4天后甚至可能已离穗，入境口岸列车旅客涉及外籍人士等问题，在首次实施对列车整车箱旅客通过跨地区、多个系统部门采取严格执行追踪隔离决策时，难以预测实际效果，在措施的可操作性、部门执行力、各机构间的协作协调处理机制以及在人力、物力和财力等保障上，本次决策都存在未知的风险。对密切接触者采取的措施方面，国际上部分地区及我省毗邻的香港地区已从集中隔离政策调整为居家隔离，与我们采取集中隔离，形成鲜明的反差，被隔离对象和社会对我们的隔离策略的认受性、执行效果等方面存在无法预知的风险。另一方面，尽管采取各种措施追堵输入性甲型H1N1流感病例及其密切接触者，但仍有可能在未界定为怀疑对象或密切接触者的人群引致输入与地方传播，因此，在做好该病例相关后续工作的同时仍存在输入病例导致社区传播的风险。

（三）效果分析

该例患者进入口岸时被发现，及时送院隔离，没有发现续发病例，成功地控制了这起疫情。

（四）经验与教训

多部门联防联控是成功追踪密切接触者的保障。广州机场集团防控办、广州出入境边检总站指挥中心、广州市出入境检验检疫局和广州市公安局、广州市铁路集团疾控中心、广东省和广州市疾控中心等联防联控成员单位，共同合作，短时间内追查到密切接触者。

加强粤港两地在传染病监测上的合作，及时协调双方认识，利于疫情追踪等工作的开展。香港对出境到中国内地的旅客虽有健康监测，但其防控策略自成体系，防控政策与内地不同，对待出入境发热病例的管理亦有别于内地，双方如能尽早将监测信息整合，更有利于双方的互动合作。

国境检疫在一定程度上延缓了疫情的输入进程。本例患者是我国口岸国境卫生检疫系统发现的首例病例，但对于部分输入病例或者入境时尚处在潜伏期未发病者、仅有轻微症状者、隐性感染者或者已服用退热药物者，入境时均难被检疫发现，依靠检疫管理仅可降低传染源输入导致本地续发的风险，不能杜绝输入性病例的发生。

（五）启示

本次甲型H1N1流感疫情发生，我省各级政府和有关部门建立了联防联控机制，出现首例疫情后立即启动联防联控机制，各部门按照要求，履行职责，提高了工作效率。各有关部门积极配合，严格监控，科学有序开展排查处理工作，使该输入性病例得以早发现、早报告、早隔离、早治疗，有效地控制了疫情的传播，从而减少输入性病例导致的续发二代病例发生。纵观整个事件经过，这是一次成功的外堵输入的处理过程。提示检疫可以发现早期输入病例，对于国外发生的新发传染病，早期国境检疫作用较突出，可有效围堵了国外甲型H1N1流感的输入传播。

素材收集： 李海麟

案例编写： 刘于飞　钟文龙

袁　俊

案例4. 首起聚集性病例的调查处理

一、事由

2009年5月，我国正处于甲型H1N1流感疫情初期，在各地陆续报告了一些散发病例后，广东省报告了全国首起甲型H1N1流感聚集性疫情。

患者李某，男，28岁，美籍华人，长期定居美国，自诉任职于美国某医院并从事放射安检工作。2009年5月23日，李某从纽约飞往韩国仁川，24日转乘韩亚航空公司航班飞抵广州，住广州市海珠区父母家中。24日晚，李某出现咽痛，25日下午出现低热，26日出现咳嗽、全身肌肉酸痛、腹泻，27日上午症状加重，自测体温38.4℃，到广医附二院急诊就诊，因该院未开展甲型H1N1流感检测，遂转往市八医院就诊，11时被收入感染科治疗。27日晚18时，广州市疾控中心检测李某咽拭标本呈甲型H1N1流感核酸阳性，后省疾控中心复核检测结果相同。经省、市卫生厅（局）组织的省市专家组会诊，李某被诊断为甲型H1N1流感。广州市、区疾控部门迅速展开疫情处置，由于李某曾与女友到越秀区中山三路某婚纱影楼拍摄结婚照，调查人员迅速对该婚纱影楼员工及顾客进行了调查。

二、背景

在本次事件发生之前，我国大陆所发现的甲型H1N1流感病例均为国外输入性病例，尚未引起本土二代病例的发生。当时我国采取“外堵输入，内防扩散”防控策略和应对措施，实施控制输入性病例和管理密切接触者。

本起事件中的首发病例是广州市发现的第2例输入性病例，该病例在最初入境时并未被作为怀疑对象而被隔离观察。病人入境后，在广州市内已进行了一系列的社会活动。事件公布后，受到各大媒体的广泛关注。随后，卫生部门在该病例的密切接触者中发现甲型H1N1流感确诊病例，新华网以《广东报告中国内地首例甲型H1N1流感二代病例》报道了病例的发病情况。卫生部对此高度重视，卫生部部长陈竺、党组书记张茅及时召开专家会商会，部署甲型H1N1流感防控工作，并派出专家组赴广东省进行现场指导防控工作。卫生部要求广东省卫生部门加强患者临床救治，进一步开展流行病学调查和密切接触者追踪。

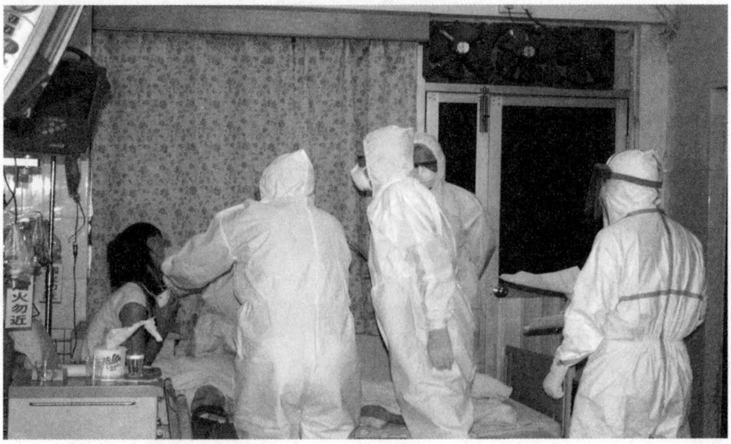

●2009年5月28日，广东出现国内首例二代病例。

三、决策与措施

（一）详细的流行病学调查，查明病例感染来源和传播环节

经调查发现，李某入境后，在广州市内的行踪复杂，发病期间曾去过多个地点并接触过不同类型的人群。为控制疫情，疾控部门围绕感染来源、感染地区、病例是否属于输入病例、密切接触者如何追踪等问题展开了分析，并迅速组织开展详细的流行病学调查。起初，李某并不愿意提供其详细的活动情况，经多次访谈，耐心讲明此次事件可能造成的严重后果，晓之以理，设法取得了李某配合，同时，通过电话访谈李某的女友等多种渠道收集比对其活动信息，最终查清了李某从24日在白云机场下飞机至27日入住医院期间的详细行踪情况。经流行病学分析确认李某本人的感染地应在国外，属于输入病例。同时，对病例在广州市活动期间的密切接触者进行了界定。

（二）向社会公布行踪，追踪密切接触者和开展医学观察

根据流行病学调查了解到的信息，工作人员从出入境或航空部门取得航班名单资料，对同航班的人员进行了追踪。核实了5名机上密切接触者，并将其中2人送至指定酒店进行医学观察，其他3人（2人在东莞、1人在佛山）由当地疾控部门处理。此外，患者的父母、女友及2名某菜馆的服务员（密切接触者）则分别由相应的区疾控部门处理。与李某密切接触的1名出租车司机以及2名李某乘坐过的公交车的司乘人员也进行了医学观察。同时，工作人员还对涉及的各班次的公交车司机进行了电话随访。

5月28日，疾控部门在所确定的密切接触者中发现影楼的化妆师戴某在27日早上自觉咽痛、头痛，下午自觉发热，但未量体温，28日出现发热，自测体温37℃。越秀区疾控中心随即进行了体温复查（36.5℃），得知其仍有咽痛、头痛，并有咳嗽症状，随即用救护车将其送往市八人民医院隔离治疗，并对其采集咽拭子标本送检，其后，广州市疾控中心检出甲型H1N1流感病毒核酸阳性。经专家会诊，戴某被确诊为甲型H1N1流感病毒感染并确定为我国首例因输入病例引起的本地续发感染病例。28日下午，影楼另一化妆师密切接触者薛某亦出现体温为37.5℃等症状体征，最后证实薛某也属于输入病例李某造成的甲型H1N1流感本地感染病例。

（三）加强病原学鉴别，及时甄别偶合的季节性流感病例

本次事件先后调查了63名密切接触者（包括患者亲友、影楼工作人员和密切接触的客户），对15名发现有发热症状的密切接触者进行了隔离（15名发热患者均为影楼工作人员或影楼客户，其中14人为影楼工作人员、1人为影楼客户，大部分为检测体温时才发现异常），并送医院隔离治疗。疾控部门对所有发热的15例病例均采取咽拭子进行了新甲型H1N1流感病毒核酸检测，除戴某、薛某外其余检测结果均为阴性。由于当时正值广州地区季节性流感流行的季节，疾控部门同时对标本进行了季节性流感的排查。其余的7例发热病例中有6例为甲型季节性流感阳性，为偶合一起季节性流感暴发。

四、分析与讨论

（一）决策依据

在流行初期，我国采取“外堵输入，内防扩散”防控策略。2009年4月29日，卫生部组织专家编写了《人感染猪流感预防控制技术指南（2009版试行）》。5月27日，卫生部下发了《甲型H1N1流感流行病学调查和暴发疫情处理技术指南（试行）》，为本次事件流行病学调查提供了参考和依据，对输入性病例开展深入的流行病学调查，有利于疫情的防控。

2009年5月2日，卫生部办公厅下发了有关加强甲型H1N1流感密切接触者防控工作的通知。卫生部要求对密切接触者实施隔离观察。广东省卫生厅2009年5月4日组织专家制定了详细的、操作性强的《甲型H1N1流感

密切接触者隔离医学观察简明指引（试行）》，明确规定了实施的细节。在2009年5月11日，中国卫生部下发了《甲型H1N1流感监测方案（第一版）》，进一步明确规定了密切接触者的判定和管理方案，对密切接触者开展医学观察等措施。对发现本次事件的本地二代病例起到关键的作用。

（二）风险分析

本起事件发生在我国甲型H1N1流感疫情初期，很多措施对于我省来说也属于摸索试用阶段。对于一种新发传染病，早期疫情了解情况对于后期防控非常关键。但如果专业人员工作不到位，或者缺乏领导重视和人力、物力、财力等各方面的支持，不利于了解疾病特征和传播规律，影响防控效果。

从疫情对于社会影响的风险来看，首先，该起输入性病例为广州市报告的第二例输入性病例，广州市各类人群基本为甲型H1N1流感的易感人群，免疫屏障低；其次，该例输入性病例在入境时并未被发现为甲型H1N1流感病例，入境以后2天内，在市内多个地点停留，接触人多且复杂，而且很多密切接触者无法追踪；另外，本起事件中的2例二代病例同样存在在不知自已患病的情况下，在市内多处停留。因此本起事件中的输入性病例和2例二代病例以及其在社区无法追踪到的密切接触者导致甲型H1N1流感在社区传播的风险增高。

（三）效果分析

经过对病例及密切接触者的管理，在李某的28名密切接触者中发生2例二代病例，二代续发率为7.1％。二代病例发病后未再传染给二代病例的密切接触者，经过一个最长潜伏期观察，未再发现新病例，疫情得到有效控制。

（四）启示

应对新型甲型H1N1流感的输入性疫情，在疫情初期，应采取严密的措施控制疫情，如每一个密切接触者的追踪，并实施医学隔离观察，虽然在工作量上和实施上都增加了一定的难度，但本次事件的调查处理结果证明，对于新发传染病相对严密的防控措施是非常有效的。如果没有采取这样的措施，未发现由输入性病例感染的2例二代病例，可能很快就导致甲型H1N1流感社区扩散。通过本次的疫情处置，为后期处理类似疫情积累了宝贵的经验。

素材收集：袁 俊

案例编写：袁 俊 刘于飞 钟文龙

案例5. 列车传播事件调查处理

一、事由

患者吴某，男，22岁，广东财经职业技术学院四川籍学生，住广州市白云区。患者曾于2009年6月7日至9日乘坐成都至广州的列车，车上同卡位的一位乘客是发热病例，并在列车上实施了隔离。患者于6月10日凌晨3时感觉发热，10日上午患者到校医室就诊，后转入区医院隔离观察。10日13时对患者取咽拭子标本进行了检测，结果为甲型H1N1流感病毒核酸阳性，再次复核结果仍为阳性，确定为甲型H1N1流感病毒感染。10日17时患者被转至市医院继续隔离治疗。

广州市在对吴某乘坐过的列车等交通工具的相关乘客进行调查处理时，发现与该病例有关的甲型H1N1流感病例共20例，是一起甲型H1N1流感暴发疫情。

二、背景

自5月10日我国发现首例输入性病例以来，已过去将近一个月的时间，由于采取了强有力的甲型H1N1流感防控措施，我国甲型H1N1流感疫情保持较慢的发展趋势。各地的流行病学调查结果显示，所有甲型H1N1流感病例均属于输入性病例或者是由输入性引起的本地二代病例，传播模式和传播链清楚。而本起事件的首发病例是我国首例无法追踪到传染来源的甲型H1N1流感病例。本起事件之前，四川省在6月6日发现该省第二例甲型H1N1流感病例并引起同一旅游团中10余人发病，受到社会各界的广泛关注。而恰恰在这段时间内，本起事件首发病例曾在四川停留并在进入我省后发病。

在此之前，已出现较多经境外航班输入，或者其他交通工具输入或传播的案例，证明交通工具起到一个加速全球大流行的推进作用，因此我国对于甲型H1N1防控加强了交通检疫的管理工作，如进行体温筛查，登记身份证等方式，加强防控和密切接触者追踪等。该病例的发现使公众对通过列车传播甲型H1N1流感表示担忧。有报道指出3名患者都曾乘坐过6月7日从成都到广州的1222／1223次列车，且存在密切接触的机会，相互之间发生传染的可能性很大，但目前尚不能确定最早的传染源是谁、如何感染了病毒。广东、四川两省均有一定数量的甲型H1N1流感病例，且都出现了二代病例。预示中国内地出现本土传播的风险在加大，列车乘客流动性大、难以寻访的特点也给隔离密切接触者带来了难题。

三、决策与措施

（一）联防联控，外地协查，确定事件性质

经调查获悉，吴某为广州在校学生，2009年6月1日由广州乘列车到成都探望其女友，6月7日下午17时乘1222/1223次列车从成都返穗，于9日上午9时15分抵达广州东站，后分两次乘坐841路公共汽车返回学校。在此期间，患者曾多次乘坐公交车、人力车和出租车外出，并到过学校、旅馆、餐厅、卡拉OK厅及乡镇等地，接触过的人员较多。

本起事件发生前，四川省是国内最早出现输入疫情的地区之一，且刚刚报告了一起因输入性病例参加“九寨沟-黄龙”旅游团引发多例二代病例的甲型H1N1流感疫情。而恰恰该起病例于此段时间往返于四川。通过与成都市疾控部门联系，比对该市所报告疫情的密切接触者名单和综合吴某及其重点接触者在川的活动情况，基本排除了事件与四川旅游团疫情有直接关联。

（二）多方信息沟通，加强密切接触者追踪

本起事件是由于列车上的甲型H1N1流感病例在较为封闭的列车车厢进行传播，密切接触者人员涉及复杂。列车在行驶过程中不仅将病毒扩散到不同的车厢，而且因为上下车人员的流动，极易将病毒带入列车沿途的各个地区。为了做好密切接触者的调查与处理，疾控部门制定了详细的调查计划，国家疾控部门也多次通过电视电话会议进行协调和指导。广州市和有关区疾控中心经过多次调查，不断扩大范围，逐步掌握吴某接触者名单，包括根据吴某提供的列车同卡位的发热乘客的电话号码，知会海南省进行协查，最终当地疾控部门在海口市某高校追踪并隔离治疗该患者，经过检测确定其为甲型H1N1流感患者；另2名密切接触者分别获悉其在广西南宁和广东顺德，交由当地卫生部门进一步协查。

在确认吴某在广州的行踪情况后，调查人员及时通知了广州铁路疾控中心，追查该列车有关乘客和乘务组，尽力甄别列车上的其它密切接触者，并对乘务组进行集中医学观察。最后1222/1223次列车长方某某、列车员邓某某、汪某某、熊某某被确诊为甲型H1N1流感病例。1222/1223次列车乘客在贵州下车的檀某某、广西下车的王某某和殷某某被确诊为甲型H1N1流感病例（均由当地协查发现和确诊）。同时，调查人员以发公告等方式，积极寻找交通工具上及校内的密切接触者。发布信息公告后，广州疾控部门接到3名乘客电话，并从中确定2名为甲型H1N1流感病例。本次事件通过各地协查，联防联控，共在后续密切接触者中累计发现包括3代病例在内的20例病例。

四、分析与讨论

（一）决策依据

对于列车等交通工具甲型H1N1流感的防控工作，在疫情初期已经得到了各级部门的重视，不仅要做好交通检疫体温筛查工作，而且要做好人员登记，车厢消毒等工作，以便一旦发生甲型H1N1流感疫情后可以获得清晰的密切接触者资料开展密切接触者的追踪工作。

本事件涉及多个地区、多个部门的合作调查和信息沟通，本起事件调查能较顺利地开展主要是归功于我国政府高度重视并且建立了政府各部门之间联防联控机制。在政府的统一指挥领导下，各个部门之间的沟通协调可以非常及时有效地开展，为及时开展外地协查，多部门协查提供了保障。

（二）风险分析

本起事件涉及在较封闭的空调交通工具上的甲型H1N1流感传播，传播风险较大。而且染病的乘客或者列车员回到当地后，继续传播给社区人群。乘坐列车的乘客因非入境列车，没有检疫健康申报记录和旅客信息，难以全部追踪到位。广东省有几千万流动人口，每天搭乘航班、列车以及其它交通工具，各类口岸多，进出广东的人数众多。随着疫情的发展，旅客中的病例及其密切接触者的追查，将越来越困难，如果追踪不到位，通过这种交通工具的传播将大大加速疫情流行的进程。

（三）效果分析

疫情涉及5个省区域的旅客、列车员，并引起社区传播。经过在联防联控机制下通过各方面努力、互通信息、互相联动，最终疫情仅有限度传播并被控制，未引发社会不稳定事件的发生。

（四）经验与教训

各地通过启动政府跨部门、跨地区的联防联控机制，各部门按照预案履行自己职责，工作效率较高，较好地完成既定目标。但尽管作了很大的努力，仍有数名密切接触者未能追踪到位。列车乘客未实行实名制购票，旅客身份没有备案，全部追查到位难度很高。

每天均有大量旅客来往广东，广州市每天有数以万计的往返旅客，包括出入境的和内地往来旅客，要认真排查如此众多的人群是非常困难的。甲型H1N1流感的轻症病例多，不容易引起注意，因此在交通工具中、在口岸都不容易被发现。这为后来疫情社区传播提供了不利的因素，也为国家后来逐步放开对密切接触者的追踪工作提供了客观依据。

（六）启示

跨地区联防联控在拥有现代化交通的全球化时代对控制传染病非常重要。乘坐列车、飞机的旅客短时间内会分散到很广泛的范围，要迅速调查、追踪分散在不同地区的旅客，有赖当地的协查。甲型H1N1流感大流行期间各地疾控部门都接到很多协查异地密切接触者的信息，开展协查工作，为将来处置其它危害严重的传染病，特别是严重的急性呼吸道传染病积累了经验。

素材收集：袁 俊

案例编写：袁 俊 刘于飞 钟文龙

案例6. 首起学校暴发疫情的应对

一、事由

2009年6月18日，东莞市石排镇中心小学报告多名学生因出现发热及上呼吸道感染症状请假，石排医院接报后立即赶往现场进行初步调查，认为是一起流感样病例暴发疫情，并电话报告东莞市疾病预防控制中心。东莞市疾病预防控制中心接到报告后，立即派出专业技术人员会同石排医院工作人员对该起疫情进行调查，并于当晚从13例病例咽拭子标本中检出6份甲型H1N1流感病毒核酸阳性，经省疾病预防控制中心复核，确诊为甲型H1N1流感病例。该起疫情共确诊56例甲型H1N1流感病例，判定密切接触者1550人。石排镇自6月22日出现最后一例甲型H1N1流感确诊病例以后，未再出现新发病例，石排镇中心小学的发热或上呼吸道发病情况恢复至基线水平。7月2日，石排甲型H1N1流感疫情得到有效控制，历时15天。

二、背景

东莞市地处珠江三角洲地区，与世界各地的交往频密，人员流动性大。在发生石排疫情之前，东莞市已出现为数不少的密切接触者，并有隐性感染者报告。由于当时我国尚处于对甲型H1N1流感疫情的“围堵”阶段，按甲类传染病管理的要求，此前广东各地对甲型H1N1流感密切接触者的医学观察都是实行定点集中观察，观察地点一般选择在酒店或度假村；对甲型H1N1流感病例均收治在定点医院隔离治疗。

由于这是进入21世纪以来的首次流感世界大流行，新闻媒体及群众对甲型H1N1流感事件关注度很高。东莞市石排镇发生全国首起甲型H1N1流感暴发疫情后，立即成为国内外媒体关注的焦点，各路媒体进行了全方位的报道，中央电视台为此专门进行了直播，即使在一年后，在百度输入“石排甲型H1N1流感”进行搜索，仍找到相关网页48,700篇，可见媒体关注度之高。

三、决策与措施

（一）对密切接触者实施居家医学观察

本起疫情涉及到的中心小学、中心幼儿园的师生及病人家属等共计

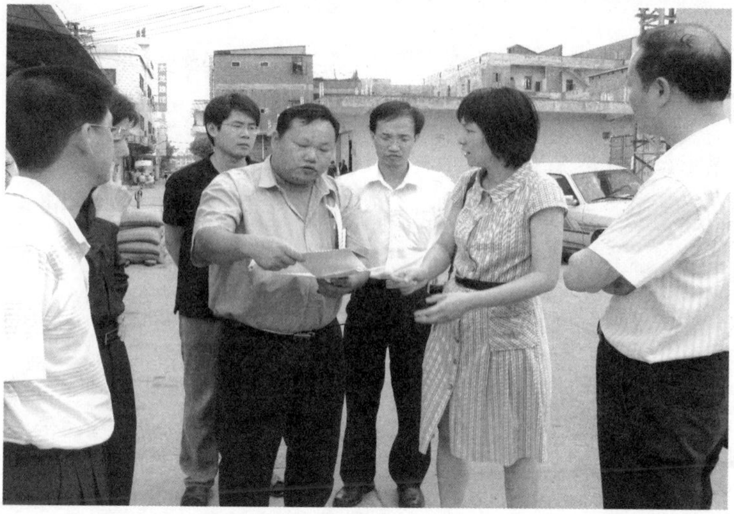

●广东省疾控人员到东莞调查全国首起学校甲流暴发疫情。

1550名密切接触者，由于绝大多数为小学生，均在本地居住，如果要集中进行隔离观察，将涉及近千户家庭，因此决定对密切接触者实行就地居家医学观察，由石排镇政府负责，并要求社区和村委提供基本生活保障，同时进行健康告知。具体操作是成立了由镇委、镇人大、镇政府三套班子领导成员担任组长，镇机关中层以上干部和相关医护人员为组员的19个村（社区）督导指导服务组，各村（居）委会实施属地管理原则，严格落实防控措施，各村组一把手为辖区内的疫情防控工作的总负责人；各村组通过电话随访的方式跟踪居家医学观察人员的情况，通过统一采购统一配送的方式为居家医学观察人员提供生活保障；各村做好隔离人员及其家属、密切接触者的生活起居服务及安抚、心理辅导和解释工作，淡化负面影响；发动全体村民进行爱国卫生运动，清洁环境；通过电视台和发送手机短信的方式宣传甲型H1N1流感防治知识，号召人人参与到甲型H1N1流感防控工作中。

（二）石排镇学校全面停课

19日中午起，石排中心小学全校停课7天，在校内全面开展公共环境清洁及室内卫生消毒工作；22日起，中心幼儿园开始停课7天；23日起，其他26间学校开始停课7天；28日，市卫生局、市教育局报请市政府同意决定石排镇托幼机构提前放暑假。

（三）统筹医疗资源，就近镇街医院共同隔离治疗病例

市卫生局调动辖区内甲型H1N1流感医疗救治资源，决定将所有的甲型H1N1流感确诊病例转送至石龙人民医院、市人民医院、常平医院、塘厦医院等4间甲型H1N1流感病例定点收治医院进行隔离治疗，而石排医院负责该校所有发热或上呼吸道感染病例的排查工作，同时派出市级临床专家组到石排医院驻点进行技术指导。

（四）开展应急监测

从20日起，开展应急监测工作，对流感样病例采集咽拭子并进行病原学检测，对就诊病例进行流行病学监测，以了解石排镇甲型H1N1流感的社区传播情况。

四、分析与讨论

（一）决策依据

关于全镇学校全面停课的决策：学校及托幼机构人员相对密集，是流感暴发的主要场所之一，学校密集的人口是呼吸道传染病传播最容易发生的场所，放假则能最大限度地减少聚集传播机会，也是被证明是阻断流感传播有效可行的方法。当时甲型H1N1流感属于按照甲类传染病管理的乙类传染病，石排镇当时已被外界认为是“甲型H1N1流感疫区”，甲型H1N1流感疫情备受全国关注，若短期内在石排其他学校再出现甲型H1N1流感疫情，石排镇乃至东莞市将在行政上、技术上、舆论上承受更大的压力，也必将对石排的正常社会秩序造成严重不良影响，因此东莞的首要任务是确保在近期不再发生学校甲型H1N1流感暴发疫情，采取全镇学校停课措施是必要和可行的。

关于对密切接触者实施居家医学观察的决策：甲型H1N1流感属于按照甲类传染病管理的乙类传染病，密切接触者需要定点医学观察，从技术层面上看，甲型H1N1流感经过一个多月在世界上的流行，其基本特征也不像刚开始时一无所知，从美国、日本、香港、中国大陆、本省发生的病例来看，病症多较轻，与季节性流感没太大区别，按以往对季节性流感疫情处理的经验，对密切接触者实施居家医学观察，不会出现较大的问题；同时，现场具体情况是本次疫情的密切接触者数量庞大，无法在短时间内找到可容纳如此多人的隔离场所，且密切接触者当中有相当一部分人为

未成年人和老年人，生活不能自理，若设立陪人，又加大了疫情传播的风险。当时的密切接触者大多为学生，活动范围一般不会很大，实行居家医学观察一方面学生容易接受，另一方面也方便有关部门进行管理，防止疫情出现更大范围的扩散。

关于统筹医疗资源，指定就近镇街定点医院收治病例：按照当时有关规定，甲型H1N1流感实行甲类管理，所有的甲型H1N1流感病例须收治在当地的定点收治医院隔离治疗，但石排镇唯一的公立医院石排医院不是东莞市甲型H1N1流感病例定点收治医院，若病例集中在该院，其救治能力和病房隔离条件尚不能达到要求。当时石排中心小学发生的甲型H1N1流感病例数超出了与石排相邻的石龙人民医院（甲型H1N1流感病例定点收治医院，曾于2009年6月15日以该院为现场组织了全市的甲型H1N1流感防治综合演练）的收治能力，因此必须统筹医疗资源，增加了市人民医院、常平医院和塘厦医院3间甲型H1N1流感病例定点医院收治病人。

关于应急监测的决策：为掌握本地甲型H1N1流感流行的态势，评估疫情在社区流行的深度和广度，必须在石排镇建立临时的监测系统，利用石排医院和石排镇的社区卫生服务中心从20日对流感样病例进行病原学和流行病学监测切实可行。

（二）风险分析

全镇学校全面停课的风险：仅针对控制疫情所需而言，依《中华人民共和国传染病防治法》的相关规定，全镇中、小学校及托幼机构全面停课的措施是可以的，但全镇学校放假，给社会带来的影响不可不考虑，学生放假回家后，必然会给家长带来小孩照看的问题，同时由于疾病潜伏期的原因，也可能会存在社区扩散的危险。同时由于社会关注度极高，也存在被误解疫情可能很严重的风险。同时采取学校停课的措施时也有有利的因素，当前的当务之急是控制疫情、避免疫情在学校进一步扩散，学生的健康是第一位的，为控制疫情而放假群众是理解的，可通过发放告知书、老师主动与家长沟通、媒体宣传等途径对学生和家长进行正面解释和引导，减少该项措施可能带来的负面影响；2009年7月初广东的中小学校将放暑假，6月20日离正常学校放假也仅有一周多时间，学校的教学课程已结束，提前一周放假，不会对学生的教育产生影响。

对密切接触者实施居家医学观察的风险：对实行居家隔离观察的密切接触者管理全国未有先例，如管理不到位会加大疫情传播扩散的风险，决策者可能面临被追究责任的问题；对1550名密切接触者，其涉及的家庭人数大，社会影响大；医学观察期间，所有密切接触者不能够随意外出，如果没有足够的后勤保障，将会严重影响他们的生活，从而造成对医学观察措施的依从性差，必将影响疫情的控制。但此做法有利与可靠的方面是既解决了医学观察场所不足、对密切接触者中未成年人和老年人的照顾问题，同时避免了由于人员过于集中而造成疫情进一步传播的风险；通过行政措施可实现风险最低化。

指定邻近镇街医院定点收治病例的风险：病人转运过程存在疫情扩散的风险；病人及家属可能不愿意离开石排去其他医院住院治疗。此风险可通过指定专人、专车负责甲型H1N1流感病例转运，并做好个人防护措施来保证风险减到最低；病人及家属的思想顾虑可通过解释法律和尽可能地为患者和家属提供好后勤保障和服务工作，来得到患者和家属的支持。

（三）效果分析

56名甲型H1N1流感确诊病例于2009年7月2日前全部康复出院，未出现重症和死亡病例。病人转运及住院期间也未出现疫情扩散或院内感染事件。石排镇1550名密切接触者于2009年7月2日前全部解除医学观察，未出现群众恐慌情绪，进行医学观察的家庭和社区生活秩序井然。同时通过对社区流感样病例的监测，也未发现疫情在社区扩散的迹象。对大规模人群开展居家医学观察的这个大胆尝试，为广东省及全国其他地区甲型H1N1流感暴发疫情的处理提供了宝贵的经验和可供借鉴的模式。

（四）启示

停课是学校传染病疫情暴发控制常用、有效的方法。以往多是对涉事的班级或年级停课，对全学校乃至更大范围的停课措施会给学生家长、社会带来多诸多现实问题，如学生在家没人带，学生不上学不等于不到社会上其他场所（网吧等），也可能会因此带来社会传播的风险，学生个体发病是难控制的，放完假复课后又出现病例还要不要放假等，都是值得考虑的。同时全校放假，往往是新闻媒体关注的热点，其社会影响之大是要考虑。因此今后对整个学校放假的措施应慎重，在充分评估各种可能的风险后进行，可以从个人-班级-年级-学校的层面按实际情况分级实施。

面对突如其来的疫情，在无其他地区、其他人的现成经验可供借鉴，上级无现成的工作指南可供遵循时，真正做到不唯上、不唯书，只唯实。石排镇采取的全镇学校提前放假、对1550名密切接触者的居家医学观察就是科学与实际的高度结合做出的决策，提示我们今后应对新发传染病时要与时俱前，应尊重科学、尊重事实、大胆创新、勇于担责、决策果断、措施到位。

该事件另一启示是信息公开化，及时、快速、公开、透明发布相关信息，让人群众明白政府将要做什么，争取群众的支持与理解，对因控制疫情而需采取的措施具有重要意义，这也是我们吸取“非典”教训后获得的成功经验。

素材收集：张巧利

案例编写：张巧利　何剑峰

案例7. 暑假夏令营暴发疫情的应对

一、事由

2009年7月10日晚21时，黄埔区疾控中心接到广东省第二工人医院报告，近期长洲岛上黄埔军事博览中心（简称黄埔军博中心）夏令营的20多名营员因流感样症状来求诊。7月11日，黄埔区疾控中心对病例进行调查和采样。7月12日18时，广州市疾控中心对黄埔区疾控中心和广东省中医院大学城分院分别采样送检的共17份夏令营学员标本进行检测，检出14份甲型H1N1流感病毒核酸阳性。

据查，自2009年7月5日开营以来，军博中心招生以社会网上报名为主，部分由团委、报社、旅行社等中介进行组团，共举办30营（期），营期长短不一，短至1-2天，长至1个月不等，主要为8天和15天两种。每个营的人数约50-70人。以青少年夏令营为主，也有企事业单位成人的拓展训练营。7月10日，到病例出现时，暑期夏令营班已累计招生1865人，其中本期夏令营班有341人，已结营返家1524人。学生主要来自深圳、中山、湛江、云浮、佛山、东莞、香港等地，也有全国其他省市的。本起疫情最终确定军博中心暑期夏令营开班从来所有学员、教官与工作人员等1989人为密切接触者。

二、背景

2009年6月12日，教育部卫生部关于印发《学校甲型H1N1流感防控工作方案（试行）》。7月8日，卫生部办公厅发出《关于进一步完善甲型H1N1流感防控措施的通知》，对所有密切接触者不再进行集中医学观察，由卫生部门实施居家医学观察或随访。临床症状较轻且无合并症的甲型H1N1流感轻症病例可考虑居家隔离治疗。

2009年7月14日开始，新华网、南方都市报、香港文汇报、香港大公网、广州市与深圳市各大网络媒体纷纷以“黄埔军校甲型H1N1流感暴发，逾百人发烧”为标题对黄埔军博中心暑期夏令营甲型H1N1流感暴发疫情进行了报道，引起全国广泛关注。与此同时，广州市疾控中心每日均接到大量市内外民众的关于该起疫情的咨询电话。

三、决策与措施

本次该起疫情暴发后，广州市各级政府和卫生部门高度重视，立即将该事件逐级上报省疾控中心、省卫生厅、省政府以及国家卫生部。与此同时，广州市卫生局联合教育部门召开会议要求对目前全省夏令营等社会补习培训机构进行摸底调查，并组织专家研讨和制订夏令营等社会补习培训机构甲型H1N1流感防控工作指引，强调谁主办谁负责的责任制度。

针对该起疫情，广州市积极采取一系列的综合性的防控措施，最终未有续发和新发病例出现，成功遏制疫情的扩散。其综合性防控措施主要包括逐级上报疫情、对所有轻症学员实施居家医学观察或隔离治疗、停办军博中心所在的长洲岛上所有类型夏令营和拓展训练营，外地营员全部由家长、组团单位接回，对所有离营学员进行健康告知并要求主动健康申报，以及对营地疫点进行随时和终末消毒等。

四、分析与讨论

（一）决策依据

本起疫情是广东省乃至全国的第一起发生在暑期夏令营、社会补习培训机构的甲型H1N1流感暴发事件。本次事件发生时（7月13日），全国的甲型H1N1流感形势已经从国外输入转入本地散发阶段，省内包括黄埔区在内的珠三角多个地区已出现学校暴发疫情。6月下旬，广州已针对本地疫情进行阶段分析，提出暑假期间夏令营和社会补习机构为疫情高危机构，但当时国家还未有任何针对夏令营等社会培训机构的临时控制政策，也无关于上述机构甲型H1N1流感暴发处置的相关文件与指南。针对本次疫情涉及到密切接触者人数达到1989人，且分布在全国各不同地市等实际情况，广州市因时因地制宜、灵活采取了对轻症病例实施居家隔离治疗、密切接触者实施居家医学观察以及主动健康申报制度等相关防控策略，期间未发现续发和新发病例，亦未造成大规模疫情的扩散。与此同时还组织专家制订夏令营等社会补习培训机构甲型H1N1流感防控工作指引，明确主办方对于甲型H1N1流感防控的责任。

（二）风险分析

本次疫情涉及人数众多，达到1989人，且分散于各个城市，所有轻症病例以及密切接触者都实施居家隔离治疗和居家医学观察措施，加之如果在居家医学观察期间，随访人员对密切接触者管理出现缺失，可能会导致疫情的扩散。

是否立即关停涉疫及同岛夏令营的决策各有利弊，是一个两难的选择。如不立即闭营，有关人员继续在原夏令营集中进行医学观察，这与卫生部刚发出对所有密切接触者不再进行集中医学观察，由卫生部门实施居家医学观察或随访的通知文件精神相违背，存在政策风险。同时因大量营员继续聚集在疫点（区），势必存在疫情暴发加剧的风险，存在家长责难、伦理问题的风险；另一方面，因岛上疫情已公布，媒体报道，家长密切关注疫情处置进展，如闭营将营员送回原地可立即分散各界注意，舒缓对广州黄埔疫区疫情防控的紧张气氛。但也同时存在将传染源包括处于潜伏期的感染者分散输送各地，引起疫情扩散的风险。广州如能有序地与各地交接营员信息，有利于各地卫生部门对返回者进行有效医学观察，及时发现新患者，可降低营员回当地后引起当地续发新疫情的风险。

（三）效果分析

在广州市综合性防控措施下，本次疫情最终得到了有效的遏制，期间未发现续发和新发病例，亦未造成疫情的大规模扩散，积累了处置夏令营等社会补习机构的甲型H1N1流感暴发的防控经验。由此制定了夏令营等社会补习培训机构甲型H1N1流感防控工作指引，加强了我省夏令营等社会补习机构传染病的管理，自此之后，我省再没有发生补习机构甲型H1N1流感暴发事件。

（四）启示

各级部门通常重视学校等教育部门管辖单位的传染病预防控制工作，却忽略了社会补习机构或者非教育部门管辖单位临时组织的社会活动甲型H1N1流感暴发的风险。夏令营等社会补习机构是一种以营利为目的的临时性的社会活动，其组织者普遍缺乏有关传染病预防控制知识以及疫情上报的意识，一旦发生传染病，由于涉及面广、缺乏监管，其控制工作将会比其他活动困难。因此，这也提醒面对社会团体的传染病疫情，相关部门一定要通力合作，发挥联防联控机制作用，进一步加强对社会团体的传染病管理工作。同时，需要及时与媒体沟通，引导媒体客观报道，帮助涉疫的相关人员了解真实情况，避免市民恐慌和维护社会的稳定，确保疫情快速、顺利、高效地处置。

素材收集：谢朝军　刘于飞

案例编写：刘于飞　钟文龙

袁　俊

案例8. 医院暴发疫情的应对

一、事由

2009年8月16日，中山大学第一附属医院住院部小儿外科发生多例流感样病例。经调查，该起疫情发生甲型H1N1流感病例35例，其中12例为实验室确诊病例，无重症病例。疫情发生后，国家卫生部专家组、省、市、区疾控中心等先后多次到现场进行调查、指导疫情防控工作。省、市领导及时作出指示，开展疫情处置。

二、背景

5月19日，广州确诊首例甲型H1N1流感输入性病例。6月12日，广州市疾控部门追踪一例在外省感染甲型H1N1流感回穗返校的学生病例密切接触者时，曾发现有医务人员在处理病例的医务环境受感染。8月17日，调查证实该医院小儿外科病区发生甲型H1N1流感暴发疫情，这是我国首起发生在医疗环境的甲型H1N1流感感染聚集事件。

三、决策与措施

医院停止小儿外科收治新病人，并停止所有小儿外科病例的手术。禁止病人及家属串门。

关闭整个病区。采取外送流感病人到其它院区隔离治疗、对密切接触者实行居家医学观察等综合控制措施，做好就诊病人的解释工作。

医院按照医疗废物管理规定对病人的排泄物、分泌物以及其他医疗废物进行相应处理。对小儿外科病区进行消毒。对该病区所有人员开展流感等呼吸道传染病防控知识的宣传。

四、分析与讨论

（一）决策依据

根据卫生部办公厅颁发的《甲型H1N1流感医院感染控制技术指南（2009年修订版）》的要求，8月17日下午，市疾控中心提出关闭病区等疾病控制措施的建议，并上报市卫生局批准。

（二）风险分析

关闭病区最直接的好处是能迅速控制传染源，清除造成疫情传播的环境，有利于及时控制小儿外科甲型H1N1流感暴发疫情的进一步发展。但也存在着一定的风险，第一，居家或住院隔离治疗的患者对社区或其他医院的甲型H1N1流感防控形成压力，特别是社区隔离病人，以病人的自我隔离管理为主，一旦防控措施不到位，且与其他人相处在密闭环境中时，容易形成新的传播链条；第二，对正在该病区的住院病人的治疗造成影响，特别是重症住院患者，转院后会影响原有的治疗计划和安排，影响治疗进度，危及临床治疗安全；第三，增加病人的治疗成本，转院手术病人多来自市外甚至外省城市的患者，让临床未痊愈患者回家必然需要患者重新回来住院治疗，增加病人的交通费用，且有通过转移过程传播他人的危险；第四，关闭病区加重现有医疗资源缺乏的程度，特别是那些具有特色的医疗部门。

（三）效果分析

疫情发生后，在疾控部门指导下，涉疫医院及时平衡医疗治疗安全和医院感染控制的需要，采纳卫生行政部门和防疫技术部门的控制策略和措施建议，实施了隔离治疗病人，加强病区通风、关闭病区、病区终末消毒、对相关人员医学观察等措施，疫情得到有效控制，无续发病例报告，全部病例经隔离治疗后痊愈出院。

（四）启示

本起事件的发生并非直接与医疗行为有关，而是因为医院是一个特殊的社区集体单位，人口流动频繁，相对密集，且大多数患者体质较差，一旦传入传染源，极易扩散并引起暴发。对医院内发生传染性疾病时，关闭病区需要进行充分的论证，虽然可以较快地控制疫情，但带来的负面影响也很大，如病人原来的疾患无法得到及时救治等，所以在关闭局部病区甚至整个医院前，需要进行充分的评估，并做好关闭病区的后续工作。

素材收集：陈建东

案例编写：陈建东　刘于飞
袁　俊

第二节　免疫预防

2009年秋冬季甲型H1N1流感防控中，全社会对疫苗都普遍关注，从媒体的广泛而持久的讨论可略见一斑，在大规模的全人群中开展甲型H1N1疫苗接种工作是全球免疫规划工作者的一个崭新课题，如何实现安全、高效、有序的接种规划是开展全人群疫苗接种的关键。在疫苗接种早期，如何按部就班、划分重点、防备高危人群中出现不良反应、在发生不良反应后如何采取应对措施以及发生怎样的情况下需要停止接种等问题都是开展大规模人群免疫接种需要考虑的重要规划性问题。

在2009年的甲型H1N1流感大流行疫苗接种实施过程中，广东省在一开始便对上述问题进行了广泛的讨论，制定科学可行的接种策略。在实施过程中，采取了严密监控措施，取得了良好的成效，本节侧重从全省疫苗接种规划的制定和深圳市的组织实施情况两个案例回顾分析这次免疫规划工作的经验和教训。

案例9. 疫苗供应保障策略

一、事由

2009年9月15日，卫生部下发了《2009年秋冬季甲型H1N1流感疫苗预防接种指导意见》，要求在全国开展甲型H1N1流感疫苗大规模人群应急接种。2009年9月17日，卫生部下发《关于报送甲型H1N1流感疫苗需求的通知》（卫发明电〔2009〕178号），明确甲型H1N1流感疫苗全部由国家统一订购收储，国家统筹制订全国疫苗订购收储计划，计划在2009年10月底前，完成2600万剂甲型H1N1流感疫苗收储；同时抓紧第二批疫苗的生产和储备，争取完成1亿剂疫苗的订购收储。

各省需要根据本省的人口学、社会政治、经济等情况制定本省的甲型H1N1流感疫苗供应计划。

二、背景

2009年6月11日，WHO宣布将甲型H1N1流感大流行警告级别提升为6

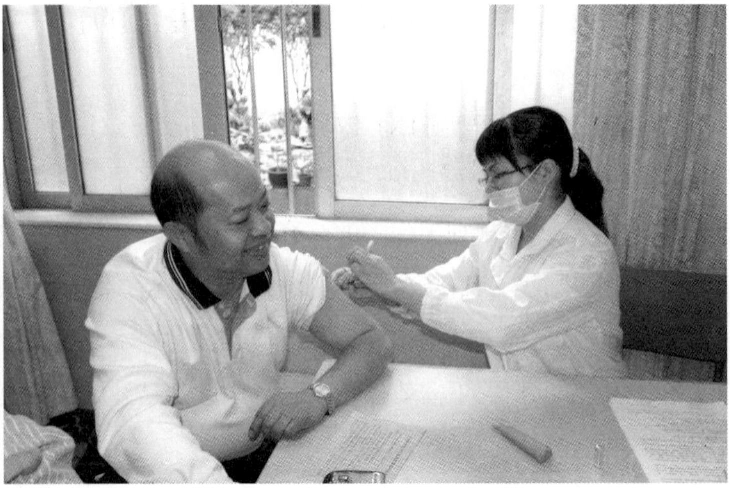

●广东省疾病预防控制中心张永慧主任接种甲流疫苗。

级。2009年7月2日，国际甲型H1N1流感会议在墨西哥举行，主要议题是制造和分配疫苗。2009年7月7日，疫苗战略咨询专家（SAGE）在日内瓦举行特别会议，讨论与2009年甲型H1N1流感大流行疫苗相关的问题并提出了具体免疫策略建议。2009年9月15日，卫生部下发了《2009年秋冬季甲型H1N1流感疫苗预防接种指导意见》，明确了我国甲型H1N1流感疫苗接种的目的。

在疫苗研制生产的早期阶段，舆论主要是围绕疫苗安全性、疫苗生产的能力以及谁最需要接种疫苗。WHO反复强调“宣布流感大流行到来并不意味着疾病的严重程度发生了变化”，并公开强调目前全球甲型H1N1流感疫情的严重程度为“中等水平”，试图以此打消全球的恐慌情绪，但同时WHO官员们一边提醒各国政府“需要重新调整防控方案”，一边密切关注着甲型H1N1流感疫苗的研制生产过程。随着疫情的发展，疾病的流行特征逐渐被人们所熟知。新型H1N1流感并没有早期估计的高感染率和高病死率，疾病主要表现为轻症，因此疫苗过剩又成为疫苗的另一个话题，截至2010年1月3日，法国剩余疫苗多达8900万剂，德国剩余疫苗4600万剂，荷兰“多买率”也高达56%。

作为一种新型流感病毒，其疫情特征、发展趋势尚不明确。初期阶段疫苗产能有限，无法通过疫苗接种建立阻断人群传播的免疫屏障，疫苗安全问题专家一直争论不休。2009年10月7日，西藏报告首例甲流死亡病例发生，11月15日，广东省首例甲流死亡病例报告，同时有关甲流疫苗接种后有关不良反应的报道也被媒体所关注，2010年3月17日，“山西疫苗事件”发生，包括甲流疫苗在内的疫苗安全问题被全社会所关注并表现为非理性的大批判。

三、决策与措施

为了科学有效地开展甲型H1N1流感大流行防控工作，综合卫生资源配给情况与成本效益分析，结合疫苗安全、接种意愿、疫苗供应以及疫情发展形势与防控需要等，坚持科学与积极主动的原则，采取分期分批动态调控的疫苗保障措施。在初期充分考虑了疫苗的阶段性和局限性（如：产量不足、作用有限以及安全性有待观察等问题）；在接种实施的中后期阶段，由于群众对疫情的警惕性放松和对“疫苗安全”的担忧，接种进展缓慢。对如何科学应对可能的“第二波”疫情等情况，广东省制定了甲型H1N1流感疫苗推广和接种的原则是“周密组织，分步实施，属地管理，突出重点，稳妥推进，知情同意，自愿免费，全程监测”，制定了以保持社会稳定为首要目标的疫苗保障策略，根据疫苗产能合理确定了接种对象，制定了分步实施接种的策略。

广东省甲型H1N1流感疫苗接种、疫苗供应保障，根据接种工作“逐步推广”的原则，分三个阶段进行疫苗收储计划和供应。制定了先珠江三角洲部分地市，然后逐渐扩展为全省。第一阶段以保障重点地区的重点人群为主；第二阶段以保障全省重点人群与应急接种为主；第三阶段则以保障全省重点人群、应急接种与特定人群接种为主的疫苗保障计划。

根据三阶段计划以及免疫策略总目标推测总应种对象（包括全省所有重点人群与应急储备）为2892.5万人，结合初期接种意愿人群调查测算，广东省预期需接种人数为1946.5万，考虑成本效益和卫生资源分配因素，根据分期分批动态调控的疫苗保障思路，广东省最终确定2009年10月至2010年3月的疫苗保障计划为500万剂。计划分期分批接种，第一期2009年10-11月预计疫苗量10万剂，第二期2009年11-12月预计疫苗量140万剂，第三批2010年1-3月预计350万剂。截至2010年4月31日全省共接种408.2万剂次，接近估算疫苗数量。

通过上述策略与措施的贯彻，免疫策略总目标得到较好实现，充分考虑了各种不确定因素的影响，避免了国家统一订购收储阶段疫苗的资源浪费与盲目计划。

四、分析与讨论

（一）决策依据

疫苗保障取决于疾病的流行病学情况、政府资源、疫苗的可获取性、在目标人群中实施疫苗接种运动、目标人群接种疫苗的意愿和使用其它非疫苗缓解措施的能力。广东省制定疫苗的保障计划充分考虑了以上各个因素。在早期由于对疾病的不认识，受既往流感大流行的影响，群众对甲型H1N1流感存在恐慌情绪，疫苗的供应不足的情况下，广东省一方面强调传统的预防措施，一方面在疫情流行的比较严重地区开展疫苗接种，逐渐普及人群接种，既是疫情控制的需要，又是出于对疫苗安全性的考虑。

各项策略与措施最终目标是保障疫苗免疫策略的实现，正是基于对疫情的客观分析和疫苗等资源充分认识的基础上，形成了以保持社会稳定为首要目标的疫苗保障策略以及分期分批动态调控的疫苗保障措施。

对于疫苗的保障决策的困难是“缺苗和浪费”的矛盾。缺苗导致恐慌。广东省疫苗的策略实行保持社会稳定，保障重点人群，从减少暴发疫情，开展学生接种过渡到构建免疫屏障，普及全人群接种。“分步实施，稳妥推进”，根据疫情的发展和群众接种的意愿调整疫苗保障策略，有助于解决缺苗和浪费的矛盾。

（二）风险分析

通过上述疫苗保障策略与措施的制定与落实，较好地平衡了疫苗应用在公共卫生中的作用和局限性，保障了免疫策略总目标的实现。在疫苗供应初期，社会上存在复杂的情绪，一方面是对疫情发展的担忧，另一方面是对疫苗安全性的担忧，而卫生决策部门在科学分析疫情发展趋势，并充分考虑了疫苗产能与功用的关系等依据基础上，明确疫苗接种的目标，将政府有限资源用在刀刃上，未将问题交给其它部门或政府，敢于承担风险，科学制定策略。在疫苗接种进展缓慢阶段，卫生决策部门未盲目放松疫苗保障力度，根据科学分析积极布局应对疫情的“第二波”，认真履行了卫生部门的使命。

回顾我们疫苗保障策略中可能的风险，虽然开始阶段我们没有不切实际地将甲流防控资源大部分放在疫苗接种储存购置方面，从而避免了如同一些国家和地区后期的大量浪费，但若疫情向着严重的方向发展，出现疫苗各地竞相抢购，我们卫生部门的初步疫苗保障计划略显保守（与兄弟省份比较），对于后期的疫苗供给可能会较为被动。

（三）效果分析

广东省在2009年秋冬季甲型H1N1流感疫苗接种工作中，以保持社会稳定的保障策略与分期分批动态调控的疫苗保障措施，为广东省免疫接种的顺利实施和免疫策略总目标的实现提供了保障，由于科学策略措施的实施避免了不必要的恐慌和资源浪费，为今后可能的类似事件处置应对提供了宝贵经验。

（四）启示

针对一种新的病毒和一种新的疫苗，甲型H1N1流感疫苗的疫苗保障策略制定不同于常规工作，需要考虑的因素及卫生决策者所承担的风险显然更复杂。总结我们应对的过程不难发现，制定甲型H1N1流感疫苗保障策略的流程，就是根据接种目的制定接种策略，再根据接种策略制定疫苗保障策略。在类似事件的疫苗保障策略制定中，除要考虑疫情等因素外，还要充分认识社会、经济与心理因素如人们对疫情和疫苗的认识程度、卫生资源保障情况以及疫苗成本效益等，以及疫苗因素如安全性、产能供应情况等的重要影响。但对于卫生决策部门最为根本的还是客观、全面和科学地分析各项相关因素，根据事件发展制定出灵活的策略与措施，这样才能应对诸多的不确定因素。

素材收集：疏　俊　彭国文

案例编写：疏　俊　彭国文
宋　铁

案例10. 全省甲型H1N1流感疫苗接种规划

一、事由

2009年9月2日，国家食品药品监督管理局批准了北京科兴生物制品有限公司甲型H1N1流感疫苗的注册申请。9月21日，北京市全面启动了2009年国庆庆典参演和保障人员甲型H1N1流感疫苗接种工作。我国初期阶段疫苗的生产和储备采取国家统一订购收储方式进行，国家要求接种遵循“知情，自愿，免费接种”原则，接种工作实行属地化管理。

二、背景

2009年9月15日，为科学、规范、有效地开展甲型H1N1流感疫苗接种，最大程度地发挥疫苗的作用，卫生部下发《2009年秋冬季甲型H1N1流感疫苗预防接种指导意见》（卫疾控发〔2009〕87号），指出接种目的是为应对甲型H1N1流感流行，维持我国医疗卫生服务系统、公共服务系统的正常运转，减少特定人群中暴发疫情的发生，降低发病率和病死率，降低流感大流行的危害。各地可优先考虑在疫情较重、人口密集、人口流动性大的地区开展甲型H1N1流感疫苗接种工作。疫苗适用人群的年龄为3岁以上人群。优先考虑的人群为：关键岗位的公共服务人员、学生及教师、慢性病患者等。具体接种人群由实施省份的省级卫生行政部门根据疫

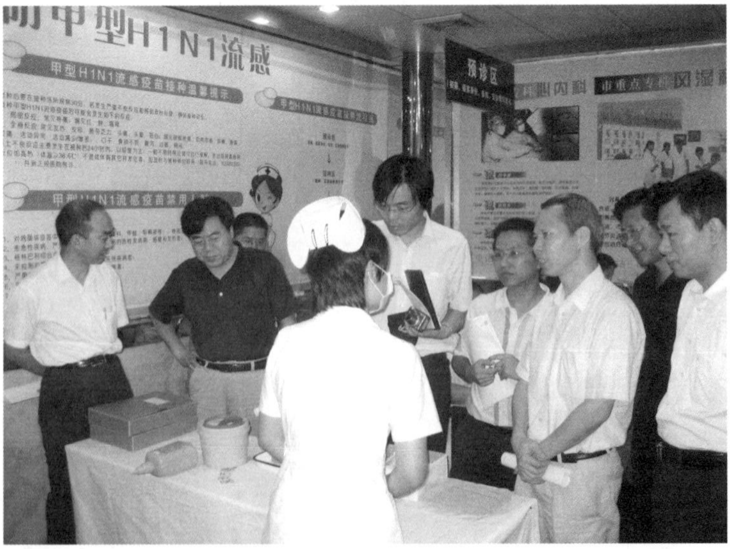

●广东省卫生厅派工作组到各接种点检查甲流疫苗接种情况。

苗供应量及疫情监测结果等因素确定。卫生部将根据国内外孕产妇人群临床实验进展，适时提出该人群的疫苗使用意见。意见要求对甲型H1N1流感疫苗接种对象实施预防接种个案信息管理，做好接种对象的登记工作。在实施接种的地区，应通过全国疑似预防接种异常反应报告系统开展甲型H1N1流感疫苗接种后疑似接种异常反应的网络报告。一旦发现甲型H1N1流感疫苗接种后疑似预防接种异常反应，各地应及时组织预防接种异常反应调查诊断专家组专家进行调查诊断，并妥善做好预防接种异常反应的鉴定与处理工作。卫生行政部门应建立接种工作紧急叫停机制，及时有效应对出现的严重疑似预防接种异常反应，确保接种安全。

三、决策与措施

（一）确定优先人群的接种顺序

2009年10月29日，省卫生厅、省财政厅经省人民政府同意联合下发了《广东省2009年秋冬季甲型H1N1流感疫苗接种工作方案》，方案就接种范围、接种时间、接种人群、工作原则、组织管理以及技术措施等一一予以规定。按照分期分批方式，根据优先次序我省将目标人群具体分为：第一类：关键岗位的公共服务人群；各级一线医务人员、疾控机构流行病学调查及实验室等工作人员，以及福利院等机构的工作人员；一线公安干警；口岸检疫、海关、边检、民航、交通、电网等关键岗位公共服务人员；组织和参与大型重要活动有关人员；在岗教职人员。第二类：重点地区的幼儿园、大中小学校学生。第三类：符合接种条件的慢性呼吸系统疾病和心脑血管等慢性病患者。要求各地具体接种人群由各级卫生行政部组织讨论后报同级政府确定。解放军、武警部队官兵和铁路一线员工的接种工作分别按解放军总、卫生部、武警总部卫生部、铁道部有关规定执行。

（二）分步实施，稳妥推进

为保障接种工作的顺利实施，2009年10月12-14日，省疾病预防控制中心在清远市举办了广东省甲型H1N1流感疫苗接种技术培训班，针对甲型H1N1流感疫情概况及防控策略、甲型H1N1流感疫苗预防接种实施技术、甲型H1N1流感疫苗疑似预防接种异常反应的监测、调查诊断与处置、甲型H1N1流感疫苗接种信息管理等内容对全省各地级以上市、县（区）疾病预防控制中心以及省农垦局、省民航局和省监狱疾病预防控制中心相关人员200余人进行了工作动员和业务培训。

2009年10月30日，按照“属地管理，知情同意，自愿免费，全程监测”的工作原则，我省甲型H1N1流感疫苗接种工作正式启动，遵循“周密部署，稳妥推进”的指导思想和“分期分批接种”的指导原则，首先在疫情较重、人口密集、人口流动性大的广州和深圳市的第一类重点人群展开，并推广至全省第一类重点人群。

2009年11月中旬开始，在原接种对象基础上扩大接种对象范围至第二类重点人群即中小学生接种。按照逐步稳妥推进的原则，要求各地级以上市首先选择1-2所学校开始并逐步推进，优先考虑毕业班的学生，各地根据实际可选择接种门诊或在学校设置临时接种点开展甲型H1N1流感疫苗接种工作。特别强调，每个临时接种点须配备至少1名对过敏性休克等有丰富急救经验的临床医生和救护车一辆随时待命。

2009年12月下旬开始，在前期接种对象的基础上逐步扩大接种对象范围。先后将孕产妇、重点地区集中用工单位外来务工人员、符合接种条件的慢性呼吸系统病、心脑血管疾病和糖尿病等慢性病患者以及6-35月龄儿童。

2009年12月21日，省卫生厅、省食品药品监督管理局联合转发卫生部办公厅国家食品药品监督管理局办公室《关于孕产妇接种甲型H1N1流感疫苗指导意见的通知》（粤卫〔2009〕157号）。在卫生部办公厅国家食品药品监督管理局办公室《关于孕产妇接种甲型H1N1流感疫苗指导意见的通知》基础上要求：各地要遵循“知情，自愿，免费”的原则，严格按照《预防接种工作规范》和《广东省2009年秋冬季甲型H1N1流感疫苗接种工作方案》要求，开展孕产妇甲型H1N1流感疫苗接种工作，并加强安全性监测和评价。各地要指定医疗条件较好的接种单位负责孕产妇甲型H1N1流感疫苗接种工作。患有妊娠并发症及习惯性流产的孕妇，接种前需咨询妇产科医生，接种单位须对其进行综合评估接种风险后，再决定是否适合接种甲型H1N1流感疫苗。

2010年1月5日，为预防可能因春运期间人员大流动导致的甲型H1N1流感疫情加剧的情况发生，根据省卫生厅的统一部署，广州、深圳、佛山、中山等市陆续启动集中用工单位外来务工人员的甲型H1N1流感疫苗接种工作，珠江三角洲地区大量计划返乡的外来务工人员得到了免疫接种。

2010年1月13日，为降低慢性病患者甲型H1N1流感罹患率，减少重症或死亡病例的发生，省卫生厅下发《广东省慢性病患者甲型H1N1流感疫苗接种工作指引》，要求2010年2月起对符合接种条件的慢性病患者开展甲型H1N1流感疫苗接种工作。各市可选择慢性病防治工作开展较好的1-2个县（区）开展接种工作，再逐步稳妥推进。

各地根据疫苗供应量，确定开展疫苗接种的地区，逐步扩大符合接种条件的慢性病患者。严重慢性病或处于急性病发病期的慢性病患者，一般不宜接种甲型H1N1流感疫苗。同时，要求慢性病患者接种甲型H1N1流感疫苗，必须在预防接种门诊实施，并对具体接种程序进行了要求，确保接种的有序展开。

2010年2月2日，广东省卫生厅、省食品药品监督管理局下发《关于印发广东省6–35月龄儿童甲型H1N1流感疫苗接种工作指引的通知》，根据卫生部办公室、国家食品药品监督管理局办公室《关于6–35月龄儿童接种甲型H1N1流感疫苗指导意见的通知》精神，结合实际，提出广东省6–35月龄儿童接种甲型H1N1流感疫苗相关指导意见。要求在预防接种规范化门诊开展6–35月龄儿童甲型H1N1流感疫苗的接种工作。甲型H1N1流感疫苗与其他疫苗接种的时间间隔不得少于14天。接种工作时，优先接种家庭成员中有慢性病患者或近期计划乘坐密闭交通工具长途旅行的适龄儿童。对于患有哮喘、先天性心脏病、小儿肾炎等疾患的儿童，接种甲型H1N1流感疫苗前，应咨询临床儿科医师。

四、分析与讨论

（一）决策依据

分步实施，稳妥推进是保障稳定实施疫苗接种规划的关键。2009年10月30日，我省接种工作正式启动，由于疫苗安全性争论，媒体对接种后的反应尤其是偶合死亡病例的报道，接种对象由初期对疫情的担忧逐渐转变为对疫苗的安全性的担忧，部分地区出现重点人群接种意愿不强的情况。鉴于当时疫情发展趋势尚不能明确，技术上而言疫苗安全性是有保障的（疫苗已建立的产前评估体系是严谨的；疫苗生产工艺是具有相当成熟的技术基础；现有预防接种系统的运作是能有效完成本次任务以及国内外已进行接种工作也很大程度上验证了其安全性），但同时有关疫苗在人群大量应用时的安全性、保护效果尚有待进一步观察与分析。因此广东一方面按照《广东省甲型H1N1流感疫苗疑似预防接种异常反应监测处置办法》相关要求积极做好相关监测，及时做好疑似预防接种异常反应的各项处置工作，并按照中国疾病预防控制中心制定的《甲型H1N1流感疫苗上市后安全性和保护效果监测评价工作方案》，积极开展相关监测与评价工作。另一方面，通过疑似异常反应监测系统对疑似异常反应进行监测，适时向公众公开有关监测数据和信息，做好风险沟通和舆论引导，力争保持公众客观、公正地了解接种甲型H1N1流感疫苗后的各种不良反应信息。

（二）风险分析

在疫苗计划方面，我省前3批疫苗计划仅为500万剂次，约占总人口比值的5.2剂次/100人（500万人份/9544万人），疫苗全人群计划分配比例全国排名除兵团外位列第25位，排在北京、上海、天津、浙江、江苏等省市之后，就“应为国家疫苗重点储备和接种地区”的广东省而言，计划相对保守。

在疫苗接种实施方面，我省力求稳妥，强调周密组织与充分准备的必要性，在保护重点人群时亦强调安全的重要性，避免发生导致公众对疫苗安全严重质疑的事件发生，在接种实施上策略性地提出“先试”后推广的要求。这些从整体上看来好像较为保守，不符合通常疫情应急接种或其它群体性接种所强调的快速覆盖原则，但假设疫情出现“急转直上”的局面，力求稳妥推进的保守策略可能会被个别专家所质疑。但决策部门充分考虑到甲型H1N1流感疫苗的特殊性以及各地卫生资源的差异性，考虑到甲型H1N1流感患者绝大多数病情较轻，同时甲型H1N1流感疫苗接种工作又是一项政府组织的群体性接种活动，接种工作顺利与否，前期准备与接种后反应处置是关键，通过前期充分准备，强调分步实施、稳妥推进实施措施，结合积极地风险沟通与应对等，最终较为顺利地实现各项接种计划。我省采取了符合实际的灵活、动态的疫苗保障策略，以保持社会稳定为初期阶段疫苗计划的核心，待疫情进一步发展（疫苗产量可能也已满足需求）再根据实际进一步调整。

（三）效果分析

截至2010年3月31日，疫苗供应保障与接种策略科学有序展开，疫苗计划较好地满足了实际需求，接种工作在“全程监测”的原则下逐步稳妥推进。全省共接种406.2万人，发生疑似预防接种不良1106例，发生率为27.2/10万，其中一般反应829例（发热494例、呕吐73例、红肿19例、其它243例），疑似预防接种严重不良反应5例，相关疑似接种不良反应均得到妥善处置，未对接种工作造成严重不良影响。接种人群发病与病死率均处于较低水平，成功实现疫苗接种预定目标。

疫苗计划较好地满足了实际使用需求，疫苗接种安全有序地顺利实施，免疫预防工作取得了预期效果，社会秩序并未因甲型H1N1流感大流行而出现恐慌，重点人群得到有效保护。

（四）启示

我省2009年秋冬季甲型H1N1流感疫苗计划的编制整体是较为成功的，分析其原因，与我们科学分析疫情形势和患者危重程度，较好地遵守了疫苗计划编制的基本原则，严谨地分析和应用疫苗编制相关依据是分不开的，我们对可能实现的接种率进行了科学估计，对有关人群专门进行了接种意愿调查。对“计划的编制应以保护人群健康为宗旨，以社会效益为准则，以控制和消灭对人群健康危害严重的疾病为主要目标；编制计划要从本地区实际情况出发，坚持实事求是，讲求实际效果”等原则的把握是非常到位的。虽然在计划编制中也存在一些不完全吻合有关基本原则的方面，比如我们的疫苗计划是“从上到下”由省到市、县（区）等，而不是“从下到上”编制的，但具体到2009年秋冬季甲型H1N1流感疫苗计划而言，可以认为这一点是值得探讨的。这给我们这样一些启示：疫苗计划编制是有原则、依据可循的，即使对于一种新上市的应急接种疫苗亦是如此，虽然个别方面可能需要特殊关注和处理，但总的来说“万变不离其宗”。

免疫接种目的：在日常工作中免疫接种目的不外乎控制和消灭疫苗针对疾病，保护目标人群健康，但具体到2009年甲型H1N1流感疫苗接种而言，如疫苗产量与供应、疫苗安全性等都不得不作为接种目的制定中的重要考虑因素。因此WHO全球免疫规划专家咨询委员会（SAGE）的专家们确认了国家可采用作为其大流行性疫苗接种战略的三种不同目标：保障卫生保健系统和国家关键基础设施的完整性；减少发病率和死亡率；减少大流行性病毒在社区内的传播。同时指出各国可使用各种疫苗配给战略以达到这些目标，但任何战略都应反映国家的流行病学情况、资源以及获取疫苗、在目标人群中实施疫苗接种运动和使用其它非疫苗缓解措施的能力。因此接种目的总体而言是控制和消除疫苗针对疾病，但具体到某些疫苗和疾病则应具体考虑相关因素，如上述的流行病学情况、资源以及获取疫苗、在目标人群中实施疫苗接种运动和使用其它非疫苗缓解措施的能力等。

素材收集：疏　俊　彭国文

案例编写：疏　俊　彭国文

钟豪杰

案例11. 深圳市甲型H1N1流感疫苗接种的组织实施

一、事由

2009年10月29日，省卫生厅和省财政厅联合制定下发《广东省2009年秋冬季甲型H1N1流感疫苗接种工作方案》，根据甲型H1N1流感疫苗防控和甲型H1N1流感疫苗供应等情况，按照“属地管理，知情同意，自愿免费，全程监测”的工作原则，分期分批实施甲型H1N1流感疫苗免疫接种工作。深圳市根据国家和省的政策制定了《深圳市2009/2010年甲型H1N1流感疫苗接种工作实施方案》，积极、有序、稳妥地推进疫苗接种工作。

二、背景

深圳市人口超过1300万，其中外来人口超过1000万，人员流动频繁，作为广东省甲型H1N1流感疫情高危地区，防控形势严峻，也是全省推进疫苗接种的首批城市。如何组织好深圳地区的疫苗接种工作是关系到全省甲型H1N1流感防控工作的重要环节。

三、决策与措施

根据国家甲型H1N1流感疫苗生产与供应计划和卫生部关于印发《2009年秋冬季甲型H1N1流感疫苗预防接种指导意见》（卫疾控发〔2009〕87号）的要求，为确保深圳市科学规范、安全有序地实施疫苗接种工作，深圳市防控甲型H1N1流感领导小组印发了《深圳市2009/2010年甲型H1N1流感疫苗接种工作实施方案》，决定在2009年10月至2010年春夏季前，开展甲型H1N1流感疫苗接种工作。

（一）确定接种对象

市卫生和人口计划生育委员会（简称市卫人委）根据卫生部、省卫生厅建议优先接种人群的原则，根据全市实际情况，确定了全市疫苗接种的具体重点单位和重点人群及其接种先后顺序：一线医疗卫生人员（疾控、医院）；口岸检验检疫、海关和边检人员；公安干警；民航、港口、公交等岗位公共服务人员；各级社会福利中心孤儿、老人及工作人员；高交会场馆工作人员；幼儿园、中小学校的学生和教师；与禽类长期接触的职业从业人员；高危易感人群与应急接种对象（应急储备）。

（二）落实经费保障

市、区财政部门按照《疫苗流通和预防接种管理条例》要求和国家、省对甲型H1N1流感疫苗接种的有关规定，保障了接种工作所需经费。疫苗费、工作经费经市政府批准由市财政承担。接种耗材和补贴费按照《深圳市关于贯彻落实<疫苗流通和预防接种管理条例>的通知》（深卫发〔2006〕117号）文件精神，由各区财政承担。

（三）抓好疫苗分发工作

市、区疾病预防控制中心和预防接种单位严格按照《疫苗储存和运输管理规范》的要求，在甲型H1N1流感疫苗储存、运输、使用的各个环节做到冷链储运，并做好温度监测。按照《全国疫苗和注射器信息网络报告管理工作方案》要求，对甲型H1N1流感疫苗的出入库信息进行网络报告。截至2010年4月30日，市疾病预防控制中心收到省疾病预防控制中心824157人份甲型H1N1流感疫苗，已下发各区疾病预防控制中心768477人份。

（四）开展接种技术培训

深圳市、区疾病预防控制中心专业人员于2009年10月12-14日参加了广东省甲型H1N1流感疫苗预防接种技术培训班，认真学习了甲型H1N1流感疫苗接种、疑似预防接种异常反应（AEFI）监测处理及信息报告工作等有关内容。

深圳市卫人委组织市疾病预防控制中心于2009年10月27日、11月27日举办了两期甲型H1N1流感疫苗预防接种技术培训班。对各区承担甲型H1N1流感疫苗接种工作的预防接种门诊、信息系统工程师共427人进行了培训。内容主要包括深圳市2009年甲型H1N1流感疫苗接种要点、深圳市2009年第一批甲型H1N1流感疫苗接种安排、甲型H1N1流感疫苗AEFI的监测、调查诊断与处置、甲型H1N1流感疫苗接种点客户端软件操作介绍等。

（五）印制宣传资料，加大宣传力度

为配合甲型H1N1流感疫苗的接种，仅市疾控、健教部门就印制相关材料341.1万张，其中《甲型H1N1流感疫苗接种知情同意书》178万张、《甲型H1N1流感疫苗接种温馨提示卡》162万张，《甲型H1N1流感疫苗接种温馨提示》海报1万张，《孕产妇甲型H1N1流感疫苗接种温馨提示》海报0.1万张。

（六）分步实施，稳妥推进

依据“周密组织，分步实施，属地管理，突出重点，稳妥推进，知情同意，自愿免费，全程监测”的工作原则，合理地安排甲型H1N1流感疫苗的接种工作。早期（2009年10-11月），采取卫生资源均等化策略，为保证公共服务行业的有效运转，对重点人群按部门均衡配置疫苗，开展重点人群接种工作。中期（2009年11-12月），采取“整体接种”、“一个单位一个单位完成”、“谁先准备好谁先接种”的方式，重点在教育部门对学生实施接种。后期（2010年1月至今），调整各区间、部门间的接种差异，逐步开展特殊人群，如孕产妇、外来劳务工、6-35月龄儿童、慢性病患者等，乃至全人群的疫苗接种工作。

按照属地化管理的原则，依托现有已经取得资格的预防接种门诊设置甲型H1N1流感疫苗接种点。早期全市共指定63个接种点，后期将所有符合条件的接种门诊均指定为接种点。

（七）做好不良反应报告和处理

成立了深圳市及各区异常反应调查诊断专家组，指定24间异常反应治疗处置定点医院，对异常反应病例进行免费诊治。

（八）落实媒体沟通工作，消除公众疑虑

由市卫人委和市疾控中心安排专门的部门和人员负责媒体沟通工作，第一时间发布最新的疫苗接种策略和组织安排信息。为消除公众质疑和恐慌情绪，维护社会稳定，为接种工作顺利开展营造了良好的舆论氛围。

四、分析与讨论

（一）决策依据

接种疫苗是预防传染病最有效的方法。根据防控工作需要、国家甲型H1N1流感疫苗生产与供应计划以及《2009年秋冬季甲型H1N1流感疫苗预防接种指导意见》（卫疾控发〔2009〕87号）和《深圳市2009/2010年甲型H1N1流感疫苗接种工作实施方案》的要求，全市开展甲型H1N1流感疫苗接种工作。

（二）风险分析

2009年9月初，我国成为全球第一个完成疫苗研发和注册使用的国家。疫苗迅速上市后的安全性问题引起公众的广泛关注。国产疫苗采用WHO推荐的甲型H1N1流感病毒株（疫苗生产株）接种鸡胚，经严格程序制成。10个疫苗厂家在7个省份开展临床试验，13000多名志愿者接种了疫苗。通过试验观察，常见的不良反应与季节性流感疫苗基本相同，还没有发现罕见的不良反应。

由于早期疫苗供应量有限，为维护社会稳定、公共服务系统正常运转，在接种早期只能对重点人群接种，曾一度引起市民不理解和投诉，通过媒体的客观报道，从大局考虑，绝大多数市民均能体谅接种对象的局限性，配合接种安排。

（三）效果分析

2009年10月30日，深圳市首个甲型H1N1流感疫苗预防接种点（百仕达社康中心）接种工作正式启动。市和罗湖区疾病预防控制中心、市第三人民医院3家单位的29名一线疾控和医护人员率先接种，由此拉开了全市疫苗接种的序幕。截至2010年4月30日，全市累计接种672823人，其中学校累计接种546658人。疫苗接种进度和数量均处于全省领先位置。接种个案信息按照《深圳市甲型H1N1流感疫苗接种信息报告管理办法》要求在“每次接种完成后2天内完成疫苗接种信息的录入”的基础上，尽可能做到“当天接种当天录入上传”。自免疫接种实施之日起实施日报告制度，2010年4月19日起，根据卫生部和省卫生厅要求，由日报告而转为实行月报告制度。

截至2010年4月30日，全市累计报告预防接种不良反应233例，其中一般反应182例，异常反应27例，偶合症23例，心因性反应1例。异常反应发生率为4.01/10万。

为了验证疫苗免疫保护效果，选择样本进行了检测：抽取光明新区中小学（甲型H1N1流感暴发疫情最多的区和出现病例最多的人群）各一所，从每个年级抽取10至20人，共293人，免前、免后2次采血，严格按相关实验室操作规范要求运输送检，应用血凝抑制试验方法检测。结果为：免前阳性率16.72%，免后阳性率80.55%，与相关文献报道的甲型H1N1流感疫苗免疫保护效果基本一致。说明甲型H1N1流感疫苗免疫保护效果毋庸置疑。

从暴发疫情报告上分析，在接种早期，即2009年11月底以前，全市甲型H1N1流感暴发疫情的绝大部分（90%）发生于中小学校。从2009年12月以后，即对中小学生实施优先接种的策略以后，无论是全市疫情暴发的起数，还是中小学校中暴发疫情的起数占总起数的比例，均呈现明显下降的结果，这其中就有实施甲型H1N1流感疫苗大规模接种的重要贡献。

（四）启示

在实施疫苗大规模预防接种工作的早期，尽管当时有疫苗，一些重点人群也积极要求接种，但因为是一项新生事物，相关管理人员和专业技术人员思想上比较保守，如部分地区坚持了相当一段时间不愿意上门设立临时接种点，丧失了一段宝贵的接种时间。在中期，因为发生了严重的疑似预防接种异常反应，不能够正确理解、对待与及时处理，一度造成比较被动的局面，甚至影响了疫苗大规模预防接种工作的积极性。在后期，受媒体负面报道放大效应的消极影响很大，以至于即使将接种对象扩展为全人群，疫苗也难以接种下去，接种进度缓慢。

随着科学技术的发展，预防疾病的疫苗将会越来越多，而疑似预防接种异常反应也必将越来越多。我们不仅要有充分的思想准备，而且要在实际行动中严格按程序办事。一旦发生疑似预防接种异常反应，坦然面对，正确应对。即使媒体出现负面报道，也要有一个坦然面对、正确应对的态度。我们既要善待媒体，更要学会善用媒体，为预防接种或者免疫预防工作服务。

素材收集： 张世英　罗青山

案例编写： 张世英　钟豪杰　梅树江

第三节　监测与评估

对甲型H1N1流感这样一个新病毒，要做到准确判断，离不开实验室检测这一关，如何能让决策者知道广东甲型H1N1流感实时的状态，监测系统的建立就成了当务之急。广东省在2009年5月已有一流感监测系统，但它只覆盖了8个地级市，且病原学的监测只有16间城市医院，用它来评估全省流行情况，有一定的局限性，并且预计甲型H1N1流感肯定会在广东各地传播，让各地级市实验室具备甲型H1N1流感检测能力，建立覆盖全省的流感（含甲型H1N1流感）监测网络势在必行。但实验室能力的提升不是一朝一夕就能完成的事，因此如何规划全省甲型H1N1流感检测策略，分阶段实施不同的实验室检测是决策者必须考虑的现实问题。流行过后，如何评价人群中感染状况，为下一步制定策略提供依据？本节就上述问题选出了三个案例，展示决策者当时的思考与具体做法。

案例12. 加强和扩大流感监测

一、事由

2009年5月11日，卫生部办公厅发布了《甲型H1N1流感监测方案（第一版）》，强调各监测哨点医院，在原方案要求每周采集门急诊ILI病例的呼吸道标本5-15份的基础上，增加到20-30份。2009年5月18日，卫生部发布《卫生部关于扩大全国流感监测网络的通知》（卫发明电〔2009〕85号），决定扩大全国流感监测网络。文件要求各省在原有国家级流感网络实验室和哨点医院的基础上，遵循文件提出的四项条件增加甲型H1N1流感和季节性流感监测网络实验室和哨点医院。四项条件包括：所有省会城市及人口密度大、流动人口多、有国际通商往来的口岸所在的地级市；具备甲型H1N1流感病毒核酸检测和季节性流感病毒分离鉴定的硬件设备、掌握实验室检测技术并具有检测人员，能够立即开展监测工作；具有符合生物安全有关规定的实验室；在每个新增网络实验室所在地市确定一家大型综合医院作为哨点医院。该文件还就工作内容、网络管理等方面提出了具体要求。根据卫生部的要求，各省级卫生行政部门要根据新增网络实验室和哨点医院的建设条件，在5月19日17时前提交符合条件并可立即开展工作的机构名单，在5月22日17时前提交拟扩建的新增网络实验室和哨点医院名单。

国家在扩大流感监测项目的建设上，着重强调在监测点、监测样品量和检测内容三方面的扩大。在监测样品量上强调监测哨点由原来的每周5-15份扩大至20-30份；而在检测内容上，强调先以核酸检测排查甲型H1N1流感，再实施病毒分离策略。

二、背景

广东省流感监测起步于1971年，其后经历了1982年、1997年及2005年等几次重要的监测体系调整，至2009年6月出现甲型H1N1流感大流行前夕，广东省已建立了包括4家国家级网络实验室、5家省级网络实验室和9家国家级哨点医院、6家省级监测哨点医院以及36家省级流感样病例监测哨点（县级医院4家、社区门诊部16家及学校监测哨点16家）的监测网络。实现在广州、深圳、云浮、珠海、佛山、韶关、汕头、湛江8个地级市开展系统的流感病原学监测工作；同时，东莞和肇庆2市也自行开展了流感病原学监测工作。

在香港确诊首例输入病例后，我省立即布置开展应急监测工作。5月2至4日，省疾控中心立即组织包括疾控、检验检疫、军队疾控和高校的实验室等技术人员的培训工作。通过应急检测能力的培训，除阳江市不具备甲型H1N1流感核酸检测设备外，其余20个地市CDC实验室均具备开展应急检测的设备和开展甲型H1N1流感核酸应急检测的能力。但在流感病毒分离能力上，我省仍有11个地级市无法立即开展病毒分离工作；与此同时，各地区均出现检测试剂短缺的现象，供应商无法在短时间内补给各地大规模应急监测的试剂供应和储备。

三、决策与措施

省卫生厅通过组织专家分析我省流感监测的基础状况，结合甲型H1N1流感疫情的形势发展和试剂供应状况，决定分步实施推进流感监测工作。主要的决策措施包括：迅速布置原有流感监测点开展应急监测；将流感监测网络覆盖至全省21个地级市，并在2009年12月前完成各地级市

●2009年7月2日，雷于蓝副省长前往阳江市检查流感监测网络实验室及监测哨点的建设。

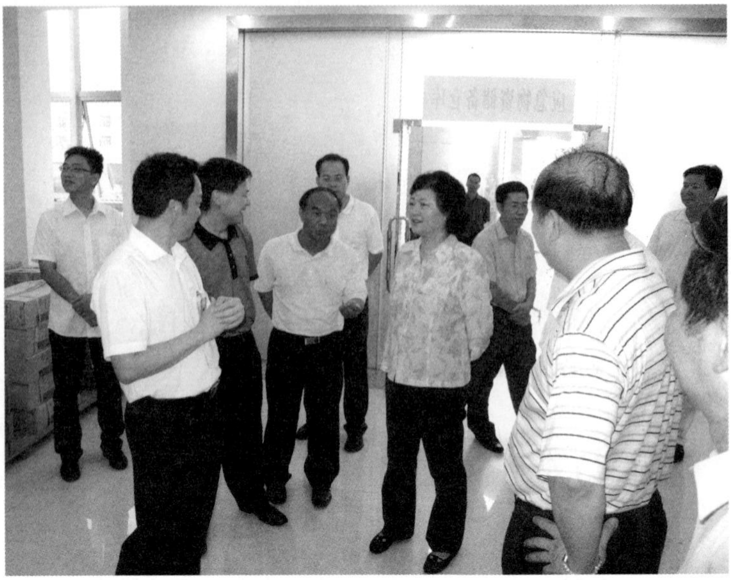

的流感病毒分离实验室建设，实现流感监测全省地级市全覆盖；充分利用国家流感监测专网技术平台，实现每周监测信息的实时分析与疫情趋势评估；依托流感监测网络的建设，促进各地市传染病监测系统地发展。

为尽快落实我省流感监测全覆盖这一目标，广东省财政在2009年度安排1380万元专项资金，用于装备流感监测网络实验室的设备。给14个经济欠发达的地级市疾控中心装备了流感监测实验室装备一套（包括荧光定量PCR仪、超低温冰箱、高速冷冻离心机、病毒分离专业高压灭菌器各1台和生物安全柜2台）。在提高监测信息利用率方面，广东省着重强调了对分析指标的创新和信息反馈的时效性。在传统分析指标流感样病例占门诊病例构成比（ILI%）的基础上，结合监测样品阳性率、型别构成等指标，创建了流感分型就诊指数，直观地提供不同型别的流感病例就诊构成比，为行政决策提供简单直接的分析数据。

四、分析与讨论

（一）决策依据

卫生部提出实施扩大流感监测项目的范围是“所有省会城市及人口密度大、流动人口多、有国际通商往来的口岸所在的地级市”，广东省在1997年建立的省级和国家级流感监测网络时，便是以该思路确定监测网络。但在甲型H1N1流感事件发生后，仅依赖于之前建立的覆盖8个地级市的监测网络显然不足以应对即将出现的流感大流行事件，有必要建立覆盖全省各地级市的病原学监测网络。同时，虽然各地在2005年调整传染病监测体系以来，监测系统建设取得了一定的成效，但在分子生物学的普及和病毒分离实验室的建设上，仍有加强的必要，因此，很有必要借助此次扩大流感监测网络的建设，促进全省传染病监测水平的全面提升。

广东省地域从东到西有1000多公里，对外交往广，输入病例是不可避免的，要实时快速掌握全省21个市的流行状况，以便作出快速反应。建立覆盖全省地级市的监测网络，对广东防控甲型H1N1流感有迫切的现实需要和重要的战略意义。

（二）风险分析

在短期内扩大流感样病例监测的范围并不困难，然而，摆在面前的是，是否能够有效地完成各地级市流感病毒核酸检测实验室和病毒分离实验室的建设？硬件配套和人才培养等软件建设上是否可行？外部供应商是否能够提供足够的硬件和试剂等支持？后续监测经费的投入以及监测信息的有效利用等因素，这些都必将是影响扩大流感监测项目实施的重要因素。

（三）效果分析

评价扩大流感监测是否能取得预期的成效关键在于两个层面的分析：一是新扩建的监测哨点是否按监测方案的要求高效运行？二是监测系统提供的疾病基本信息是否得到有效的利用？

在监测点工作运行上，广东省采用的分步实施策略有效缓解各哨点在短期内扩建实验项目上的压力，同时，又采取每周监测质量分析的方式，确保了各监测点在建立之初便按规范化要求开展工作，使运行过程中发现的问题在最早的状态下得以解决。从监测结果看，自2009年6月开始，所有监测哨点医院全面实现每周按时完成流感样病例报告；7月上旬开始，全省21个地级市的网络实验室均已全面开展流感病毒核酸检测工作，但在分型分析的理念和操作方面仍有待进一步加强；至2010年6月，广东省22家流感监测网络实验室中，已有16家实验室全面完成流感病毒分离实验室的建设，并按照监测方案要求运行。扩大流感监测项目的实施，有效地提高了广东省流感监测的覆盖面，2009年全省监测实验室获得的流感病毒菌株数量达到了1400多株，较2005-2008年平均水平（约600多株）翻了一番。

监测信息的有效利用是扩大流感监测网络建设的重要目标，自扩大流感监测网络建立之初，广东省疾控中心便坚持不懈地开展每周流感监测结果分析与评价工作，从月报发布到半月报和周报发布，快速将监测的最新结果传递给各级卫生行政部门，为各地调整甲型H1N1流感的防控策略提供高效的可靠的科学依据。在2009年6月11日，WHO宣布甲型H1N1流感进入大流行阶段时，广东省流感样病例发病正处于阶段性上升阶段，并且出现了局部的甲型H1N1流感暴发，是否需要提高警戒级别成为甲型H1N1流感防控决策的问题关键，省卫生厅利用应急监测结果分析期间的主要病原仍为季节性流感，果断提出实行“二级响应，三级准备”的决定。至2009年7-8月，季节性流感和甲型H1N1流感混合在社区内出现传播，流感样病例就诊比例逐步呈现下降趋势，部分医疗机构的就诊压力得到了缓解。在一些舆论认为第一波的甲型H1N1流感大流行已基本得到控制之际，广东省疾控中心通过建立分型就诊指数分析直观地指出，流感样病例就诊趋势的下降仅仅是因为季节性流感高峰的结束引起的假象，甲型H1N1流感导致的社区传播病例仍在逐步增加，其导致的流行高峰尚未到来。这一依赖流感监测获得的分析结果，有效地改变社会公众对甲型H1N1流感防控的麻痹思想，其后的事实证明，广东省第一波甲型H1N1流感的发病趋势持续至11月下旬才达到流行高峰。

（四）启示

在新发再发传染病出现严重威胁时，采取建立和扩大监测面的措施是及时有效发现传播趋势变化的有效途径之一。建立和扩大监测面可以以应急监测或扩大原有常规监测系统得以实现。从本次扩大流感监测可见，扩大监测面首要的问题是要解决监测点的硬件设备，在甲型H1N1流感出现前，广东省各地市疾控中心已基本具备基于荧光定量PCR的核酸检测设备，为初步实现扩大监测工作提供了基础硬件。其次是要落实经费支持，从扩大流感监测工作之初，省卫生厅、省财政厅就拨出专款为确保扩建的监测哨点基础设备提供保障，与此同时，中央财政也依据全国扩大流感监测工作的需要，落实各监测点的长期监测经费。第三是人才队伍储备是落

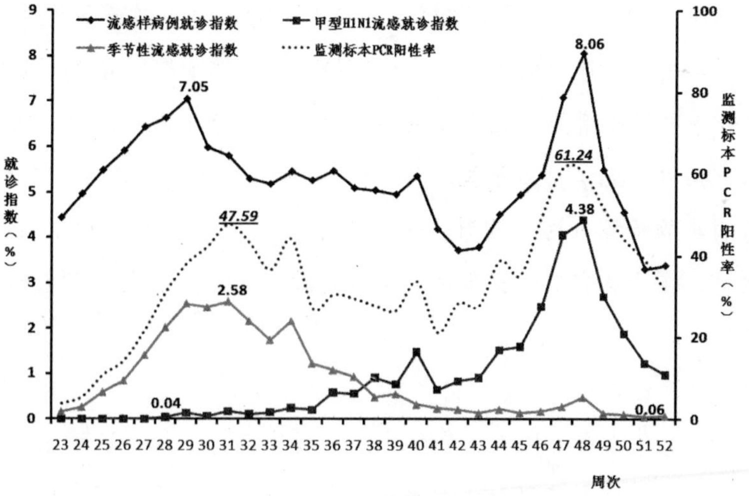

图1　广东省2009年6-12月（23-52周）流感就诊指数及监测标本阳性率时间趋势图

实监测信息有效分析利用的根本，自从甲型H1N1流感成为国际关注的公共卫生事件后，广东省卫生厅及时成立了包括现场防控、实验室监测和临床治疗三个甲型H1N1流感防治专家组，依据专家组的力量，指导现场、监测和治疗等各方面策略的制定。

素材收集：钟豪杰　李灵辉

案例编写：钟豪杰　何剑峰

案例13. 甲型H1N1流感实验室检测策略

一、事由

美国自2005年12月至2009年2月的4年中在10个州通过季节性流感监测共发现了12例猪流感H1N1感染病例，但在2009年3月至4月25日的近2个月内全美国共报告了9例确诊猪流感H1N1感染病例和9例疑似病例。与此同时墨西哥流感样病例监测发现4月份流感样病例迅速上升，并且在3月18日至4月23日期间共报告854例肺炎，59例死亡，其中的18个病例经实验室证实为猪流感H1N1，其病毒基因序列与美国病例的相同。实验室分析证实这种来源于猪的人类新型甲型H1N1流感病毒与目前人间流行的季节性流感病毒H1N1具有明显的序列和抗原差异，是一种感染人的新型流感病毒，会引起全球流感大流行。如何检测这新的流感病毒对实验室管理者和工作者是一个挑战，因已有的检测季节性流感H3N2、H1N1和B型流感的技术方法可能无法检测甲型H1N1流感病毒，需要迅速建立一套甲型H1N1流感病毒的检测方法。同时，由于甲型H1N1病毒的致病性和传播特征尚不清楚，在开展有效的实验室检测的同时，如何保证生物安全也是一个新的挑战。

二、背景

流感病毒在临床上会导致病人出现流感样症状，通过流感样病例的病原学监测是发现流感病毒抗原变异的基本手段，而对流感样病例的快速实验室诊断有利于流感病人的临床治疗和避免抗生素滥用。流感病毒的实验室检测方法有很多种，这些方法的灵敏度和特异性有差异，检测所需时间不同，在鉴别流感型别和亚型的能力上也各有差异，有些方法对甲型H1N1的检测是否有效也缺乏评估。以往的流感样病例监测主要包括两个方面：一是哨点医院的流感样病例监测，二是流感样病例暴发疫情监测，两者均以实验室监测为主。基于免疫层析的胶体金流感抗原检测是其中最快速的检测方法，该方法可以在15分钟内获取结果，但只能区分甲型和乙型流感，而不能确定亚型，主要用于暴发疫情的和临床治疗病人的快速诊断；有条件的实验室则常用能区分甲型和乙型流感，并能区分甲型流感亚型的PCR方法，最快需要3个小时得到结果。病毒分离是诊断流感的金标准，主要用于哨点医院的流感样病例监测，需时长，最快也需要72小时才能得到初步结果，而且甲型H1N1流感病毒的分离可能需要更高生物安全防护水平的实验室。在这样的背景下，广东对甲型H1N1流感的实验室检测实施分步走的策略，其主要包括：输入阶段的抗原检测的快速筛查和病毒核酸检测的确认，扩大监测后哨点医院流感样病人标本的核酸检测和病毒分离。

三、决策与措施

（一）技术储备，未雨绸缪

在没有出现输入病例前，主要是做好人员和技术的储备工作，一旦有病例输入能及时确诊、隔离和有效地治疗病人；同时考虑到病例有可能迅

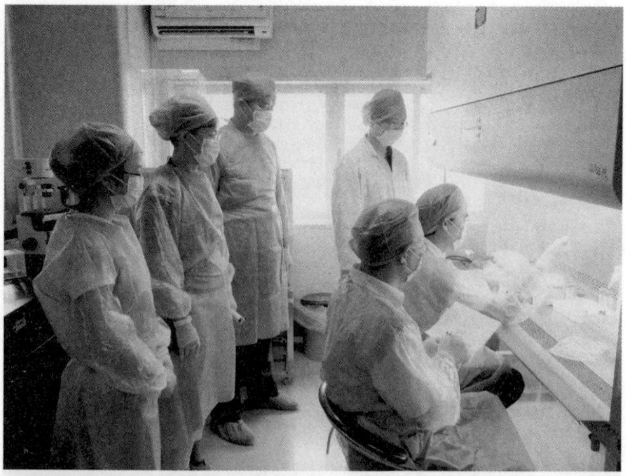

●2009年5月3日，广东省疾控中心举办甲型H1N1流感检测技术现场培训班。

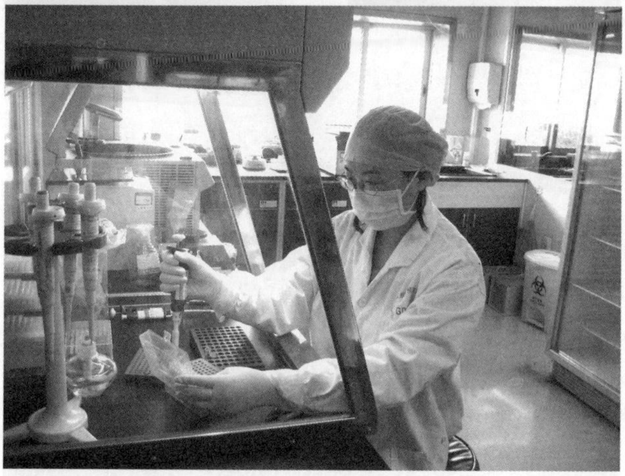

●2009年11月20日，省疾控中心病毒检测工作人员在开展甲流H1N1基因测序工作。

速增加，必须储备足够的试剂，以应对大量检测的需要；另外发挥应急和监测实验室网络的作用，及时培训，使得市、县级CDC实验室均有适当的检测能力，分级负责，完成检测任务。甲型H1N1流感病毒出现后，WHO和美国CDC于4月28日向全球公布了新型甲型H1N1流感病毒核酸检测PCR和实时荧光PCR方法。我国国家CDC于5月1日对全国各省的流感检测实验室专业人员进行了培训，并下发了国家流感中心统一配备的相关检测试剂。5月2日，省CDC对我省出入境人口较多的广州、东莞、佛山、江门4市实验室技术骨干进行了应急培训，并提供检测试剂用于甲型H1N1流感病毒的检测工作；5月3日-4日，举办了全省的流感检测技术培训班，对各市级CDC和检疫部门、综合医院的实验室检测人员进行了甲型H1N1流感病毒和季节流感病毒的核酸分型检测技术的培训。

5月6日，WHO颁布了《引起当前全球疫情的甲型H1N1流感确诊或疑似病例样本操作实验室生物风险管理》的指南性文件。6月3日，省卫生厅科教处主持召开了全省甲型H1N1流感实验室生物安全视频培训班，对全省各市县CDC及医院共1000多名实验室负责人和骨干进行甲型H1N1流感实验室生物安全操作规范和标本运输管理的培训。通过技术培训各级CDC具备了检测各型流感的技术能力，为应对可能输入的甲型H1N1流感病例提供了技术保障。

为了更有效地应对随时可能输入的甲型流感病例，省CDC积极组织专家制定《广东省人感染甲型H1N1流感病毒实验室诊断工作指引》、《甲型H1N1流感实验室生物安全操作规范》和《感染性标本运输管理指南》，明确首例病人的初步检测、复核检测和国家确认的程序，并制定了各市实验室网络成员间互相协作，平行检测的程序，确保实验室检测工作有条不紊，科学有序。

（二）提供试剂，制定规则

5月18日，我省报告了首例疑似输入性甲型H1N1流感病例，实验室人员立即到位，严阵以待，接到样本后立即投入检测，约3小时后报告了实验室确诊结果，并按生物安全管理要求及时将标本送国家CDC确认。在以输入病例为主的时期，实验室必须对所有的疑似甲型H1N1流感病例进行实验室确诊，也必须对随之可能出现的每一起本地甲型H1N1流感暴发疫情进行实验室确诊。因此实验室检测既要快速，又要准确，同时又能区分甲型H1N1流感和季节性流感。省CDC立即组织开展全省市级CDC的实验室检测能力调查，根据快速检测和鉴别甲型H1N1流感病毒的需要，为各地配置快速抗原检测试剂、快速核酸分型检测试剂和器材；制定下发《关于加强流感和甲型H1N1流感监测实验室检测工作的通知》、《网络实验室流感标本检测流程》、《关于加强甲型H1N1流感采样运输贮藏等相关生物安全工作的通知》、《广东省甲型H1N1流感实验室甄别诊断和报告工作程序》等，统一规范各级医疗卫生和疾控机构快速有序地开展甲型H1N1流感的实验室诊断工作。

（三）扩大流感监测

新型H1N1流感病毒在社区流行已不可避免，为及时了解甲型H1N1流感病毒在整个人群的流行强度和变化趋势，以及流感病毒的变异情况，以流感病毒的病原学监测为主，病毒的变异和耐药监测成为流感防控的重点。

5月底，国家及时启动了全国扩大流感监测工作，我省决定将广东流感监测的病原学监测由8个地级市扩大至所有21个地级市，共28家哨点医院和22家网络实验室，由省政府紧急划拨专项经费1380元，购置PCR仪、试剂和耗材等流感监测必需物资，使全省21个地级市CDC实验室均能开展甲型H1N1流感的核酸检测。6月底，全省各市能每周为卫生行政部门提供各地甲型H1N1流感的流行情况，以及在流感样病例中甲型H1N1流感与其它亚型流感的构成比，准确提供了甲型H1N1流感病毒的流行信息。

四、分析与讨论

（一）决策依据

在早期输入阶段的实验室诊断策略采用综合使用快速抗原检测方法和快速核酸分型检测方法，主要是每一例疑似病例都必须进行实验室诊断，这必须既要快速，又要准确，同时又能区分甲型H1N1流感和季节性流感。

扩大流感监测是为了及时掌握甲型H1N1流感的流行规律和流行强度，病毒分离虽然是金标准，但需时长，且实验室技术（硬件与软件）要求高，所以核酸扩增快速检测技术成为局部社区流行阶段扩大监测的首选检验方法。

当流感病毒已经在社区广泛流行，对于个体的检测已无多大意义，病毒的变异和耐药监测成为流感扩大监测的重点，同时筛选疫苗代表株也是监测的一个重要目标，对哨点医院的流感样病例，应根据国家监测方案开展快速检测和流感病毒分离。本阶段病毒分离显得非常重要，一方面必须使用鸡胚分离病毒，以便筛选和推荐疫苗代表株；另外使用细胞培养分离病毒，可用于流感耐药性监测和病毒变异分析，掌握甲型H1N1流感的变异规律。

（二）风险分析

流感病人排泄病毒的时间因个体差异和环境因素影响会有不同，而且实验室检测受方法敏感性的限制也会出现假阳性的结果，即使结合病例的临床和流行病学信息判断仍会放过一些甲型流感病人入境；另外，病人的密切接触者管理难度也很大，所以对于输入病例的排查仅靠实验室确诊才隔离仍有很大的风险。甲型H1N1流感在本土暴发流行后，通过扩大监测及时掌握了甲型H1N1流感的流行强度和季节性流感的流行特征，为研判疫情和采取进一步控制措施提供了科学依据。国家及时做出扩大监测的决策，广东省政府及时投入大量人力、物力和财力，对我国成功控制甲型H1N1流感具有重要意义。

（三）效果分析

在甲型H1N1流感出现的早期，我国采取了严防死守，延缓疫情的防控策略，其间实验室网络不分昼夜对每一例输入的疑似病例进行实验室检测，及时提供检测报告，为准确合理地隔离病人提供了科学依据，达到了延缓本土疫情的目标；扩大流感监测的策略实施，为决策者每周及时准确地掌握了甲型H1N1流感和季节性流感的流行特征，对疫情趋势作出及时研判，发挥了重要的作用。

（四）启示

应对新传染病，政府迅速投入经费，购置必须的分子检测设备和生物安全设备是完成应急检测和扩大监测的实验室检测任务的基础。

人才培养是一项长期战略，是关键。仪器设备可以根据需要快速采购安装到位，但人才培训是一项长期的工作。“非典”爆发后，国家和省都加强了对专业技术人员的培训，为疾控系统培养了一支懂技术，能战斗的专业队伍，所以在甲型H1N1流感暴发后，各级疾控机构的实验室技术人员均能投入到繁重的检测工作中，及时完成了大量疑似病例和哨点医院流感样病例标本的检测。

传染病应急和监测实验室网络的建立，可以加强实验室之间的协作和信息沟通，更有效地应对突发事件和开展传染病监测，同时网络成员包括了疾控、临床、检验检疫、农业和高校的病原微生物实验室，甲型H1N1

流感出现后，网络内积极沟通，分享信息，发布检测技术指南和标准方法等，大大提高了应对甲型H1N1流感的实验室检测效率和质量。

新发传染病应对需要有高水平实验室作技术支撑。我国急需建立快速确定新发传染病病原的能力。

素材收集：柯昌文

案例编写：柯昌文　何剑峰

案例14. 血清流行病学调查

一、事由

甲型H1N1流感疫情的广泛扩散，加之大量轻型患者和隐性感染的存在，报告的病例数无法准确反映流行水平。估计感染人群的多少对于评估疾病的发病率、感染率、病死率，对于研判后续可能性发生的疫情时资源配置和准备以及采取怎样的预防控制策略将提供最客观的科学依据，具有非常重要的参考价值。

卫生部在2009年12月25日启动了包括广东的10个省甲型H1N1流感血清流行病学调查。在甲型H1N1流感大流行的不同阶段开展三次系列横断面调查，时间分别为2009年1月、2010年4月和9月。采用多阶段分层随机整群抽样方法，以县区作为基本的抽样单位。每个省份分为大城市、城镇和农村三个地区分层，大城市选择省会城市城区，城镇和农村分别随机抽取1个地级市和1个县代表中等城市和农村。调查工作应至少在所抽取的城市和农村中的2个居委会（村）进行。到本稿形成为止，已经开展两次横断面调查。

二、背景

广东省在5月11日发现首例输入性病例后，陆续发生本地感染散发病例、聚集性病例、局部暴发疫情、社区流行。病例报告由珠江三角洲蔓延至全省21个市。流感监测系统显示，甲型H1N1流感病例自7月份开始在哨点医院标本检测出，从8月底开始上升，9月中旬超过季节性流感成为优势毒株，至11月形成大流行开始后首次的流行高峰，并于12月初开始回落。12月初下降到平时季节性流感水平（ILI％在5％以下），标志着甲型H1N1流感大流行第一次流行高峰结束。至2009年12月31日共报告发病人数9896例，全人群报告发病率10.47/10万，死亡36例，病死率0.36％，全人群报告死亡率0.04/10万。2009年10月30日，广东省卫生厅制定并下发了《广东省2009年秋冬季甲型H1N1流感疫苗接种工作方案》，正式启动广东省2009年秋冬季甲型H1N1流感疫苗接种工作。截至2010年3月31日，下发疫苗499.78万剂，全省共406.23万人完成接种。

三、决策与措施

1．在卫生部下发的方案的基础上，广东省考虑到代表性及行政管理问题，在全省21个地级市开展调查。大城市为广州市，选择5个区，每个区至少选择3个街道。中等城市和农村分布在20个地级市，每个地级市各选1个县，每个区/县至少选择1个街道和镇，每个街道分别选择1-2个居委会和村。每个居委会或村按照随机抽样原则，选取抽样对象。横断面调查时间分别为2009年1月、2010年4月和9月。

2．本次调查的具体抽样方法是采取多阶段分层随机抽样方法，分层根据地区分层（大城市、中小城市和农村三个地区分层）和年龄组分层（0-5岁，6-15岁，16-24岁，25-59岁，60岁及以上5个年龄组）。

3．采集调查对象血清2ml存送实验室。利用红细胞凝集抑制试验抗体检测方法检测人群甲型H1N1流感血清抗体。HI抗原为A/California/7/2009（H1N1），由国家疾控中心统一制备使用。抗体水平达到1 ：40以上为阳性。

4．第一次调查在2010年1月11日-1月22日完成。共调查4725人，调查对象分布在21个市25个县（区），85个街道（镇），144个居委会或村。第二次调查我省在2010年3月底至4月初完成。共调查4727人份，样本分布在21个地级市的26个县（区），65个街道（镇），128个居委会或村。

四、分析与讨论

（一）决策依据

根据卫生部办公厅关于印发的《全国部分省份甲型H1N1流感病毒感

染状况抽样调查方案》和《全国甲型H1N1流感感染状况快速血清学调查方案》（卫发明电〔2009〕279号）的通知，考虑我省的地域代表性和行政操作性，开展监测。流感通过自然感染或主动免疫均可获得抗体，而且有可靠的抗体检测方法，在技术上方法成熟、可靠、易行。

（二）风险分析

流感的血清流行病学监测最大的风险在于抽样人群的感染水平是否代表全省人群的感染水平。因此要充分考虑代表性。流感血清抗体持续时间多长尚没有权威的数据，部分专家说是半年到一年。本次调查从2010年1月份到2010年9月份。我省2009年9月份已经进入社区流行阶段，到最后一次调查已经接近1年。

（三）效果分析

初步完成广东省居民经历本次流感大流行的感染率，估算了感染人数。在第一次调查的4725人中，抗体阳性人数为1185人，阳性率为25.08%。其中接种疫苗408人，抗体阳性人数为200人。去除接种疫苗的抗体阳性人数，则自然感染阳性人数为985人，自然感染抗体阳性率为22.82%（985/4317）。第二次调查共调查4727人，阳性人数为872人，阳性率为18.45%。接种疫苗人数为508人，甲型H1N1流感抗体阳性人数为269人，阳性率为52.95%。未接种疫苗4219人，甲型H1N1流感抗体阳性人数为603人，阳性率为14.29%。比较两次结果：未接种疫苗人群第二次抗体阳性率为14.29%，较第一次阳性率（22.82%）下降37.38%；疫苗接种人群第二次阳性率为52.95%，较第一次阳性率（49.02%）上升7.42%。两次调查，感染率介于14%-23%之间，因此估计全省感染人数约为2000万人。至12月31日，报告的确诊病例数接近1万，重症病例数和死亡病例数分别为451例和36例。报告发病人数远远低于实际感染人数，因此重症发生率和病死率非常低。说明甲型H1N1流感病死率远低于根据报告病例数估计的1.24%。

血清流行病学横断面的调查结果，使人们了解感染人群的流行病学水平。两次调查共同特点均是15-19岁组阳性率最高，之后呈现平缓下降趋势，高年龄组阳性率比较低的特征；大城市的阳性率高于全省平均水平，中等城市阳性率与全省平均持平，农村阳性率低于全省平均水平的特点。

人群阳性率从高到低依次为医务人员、学生、其他人群。

甲型H1N1流感隐性感染率较高，第一、二次调查无任何症状的阳性率分别为23.47%（471/2007）、17.37%（364/2096）。

研究也初步反映了疫苗的阳转情况。接种疫苗人群抗体阳性率在50%左右。第一、二次调查接种甲型H1N1流感疫苗人群的抗体阳性率分别为49.02%（200/408），52.95%（269/508）。

（四）启示

大规模人群血清流行病学调查可以反映人群感染水平，更加科学地评估疾病流行水平。建议以后遇到新发传染病，有可靠的血清流行病学检测方法，可以开展类似调查。

通过本次血清流行病学调查，流感大流行后的自然感染和主动免疫率共达到25%左右。20世纪3次流感大流行的数据表明，人群感染率达到50%，流感大流行会停止。本次流行仅有25%的人群免疫水平，却可以让流行减（停）下来，这现象本身值得思考。当然，现在社会资源、医疗救治能力、防疫水平与前3次流感大流行已经发生非常大的进步，而且与前3次不同的是本次流感大流行的病毒株（甲型H1N1流感）引起的以轻型临床表现为主。

通过本次血清流行病学调查，也可以对本次流感大流行采取的措施进行更加科学的思考。本调查发现甲型H1N1流感和季节性流感一样存在大量轻型患者和隐性感染，无任何症状阳性率达到20%。也反映了早期实行的“外堵输入”的控制措施只可延缓流感疫情的扩散速度，不能防止疫情的输入。甲型H1N1流感与季节性流感一样，在人群中广泛传播是必然的，严厉的防控措施只是延缓疫情的扩散速度，削减发病的高峰。

素材收集及案例编写：李灵辉　何剑峰

第四章 医疗救治

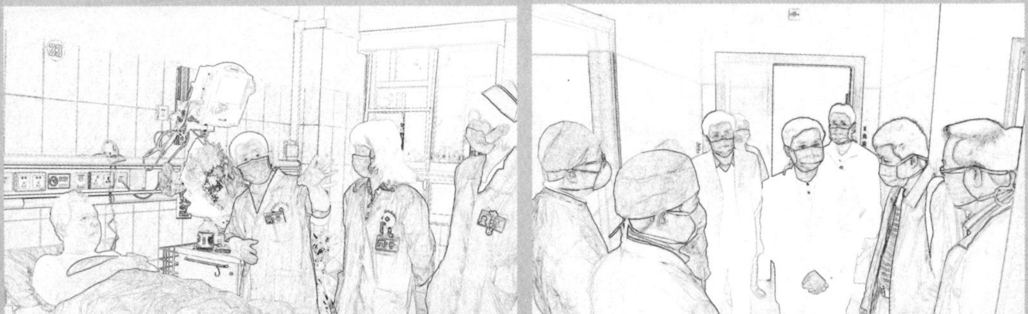

在2009年甲型H1N1流感大流行的应对中，广东省在医疗救治方面积累了非常丰富的宝贵经验，包括分级分类救治、医疗资源整合、重症病例救治、抗病毒药物的使用和管理、中医中药技术的应用、强制隔离治疗等，这些经验和措施为保障人民健康起到了巨大的作用。

2009年甲型H1N1流感的医疗救治任务对我省卫生系统来说是一个严峻的考验。虽然在本次流感大流行前，我国在医疗救治方面也制定了不少相应的预案方案、计划，但这些应对策略、计划以及应对能力是否能够在流感大流行期间真正起效却是个未知数。在2009年甲型H1N1流感大流行的应对中，广东省在医疗救治方面取得了非常丰富的宝贵经验和长足进步，包括分级分类救治管理、医疗资源的整合、重症病例的救治、抗病毒药物的使用和管理、中医中药技术的应用、强制隔离治疗等，这些经验和措施在抗击甲型H1N1流感疫情中为保障人民健康起到了巨大的作用。

2009年5月15日晚，广州市第八人民医院收治了由境外旅行输入的我省首例甲型H1N1流感病例，广州市卫生局召集了专家组进行会诊，制定和调整针对这种新型流感病例的诊治方案，展开甲型H1N1流感病例的医疗救治措施，自此拉开了我省甲型H1N1流感医疗救治的序幕。对于甲型H1N1流感病例的救治，我国实施了分级分类救治的原则。我省在早期对于输入性病例和本地病例实施定点医院救治方针，但随着输入确诊和可疑排查病例不断增多，特别是出现本地社区暴发流行之后，定点医院收治压力倍增，我省率先调整收治策略，实施了轻症病例和重症病例不同救治的措施，逐渐调整为轻症病例可居家治疗、门诊治疗，重症病例由救治力量雄厚的指定医院收治的方式。2009年8月5日，我省的监测系统发现了首例甲型H1N1流感重症病例，该例病例救治受到了各级领导和相关医务人员的高度重视。经过组织专家多次会诊，不断调整诊治方案，最后救治工作取得了成功，为我省后续的甲型H1N1流感重症病例的救治工作奠定了基础和建立了信心。凭借我省在甲型H1N1流感医疗救治中不断积累的临床经验，以及按照国家不断修订出台，日趋完善的《甲型H1N1流感诊疗方案》等技术方案，在全省各级政府和相关部门共同努力下，我省甲型H1N1流感病例医疗救治工作取得了很大的成功。

在甲型H1N1流感医疗救治方面，除了医疗救治技术的提高和临床经验的积累，对于流感大流行来说，医疗资源的储备、分配和使用显得更加重要。流感大流行，往往是短时间内在社区水平上出现大量的类似的病例，对于地方医疗资源的分配构成巨大的威胁。医疗资源如果得不到合理的分配和使用，将导致恶性循环。我省根据甲型H1N1流感疫情特点，不断调整抗病毒药物如达菲的使用策略，重视定点医院的建设工作，加强医院感染的控制，最大程度上避

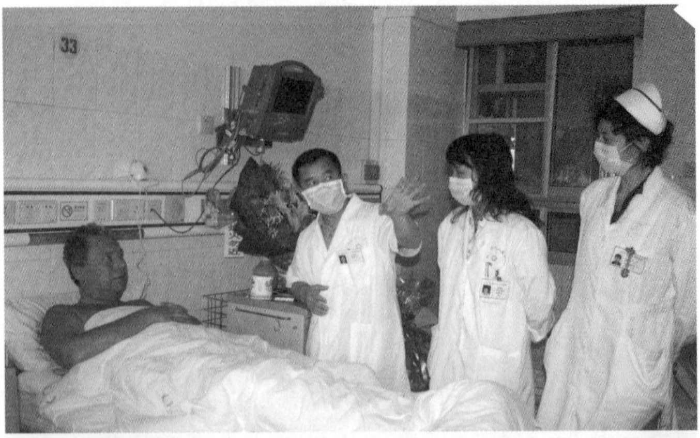

●2009年5月7日，广州市第八人民医院组织专家排查甲流可疑病例。

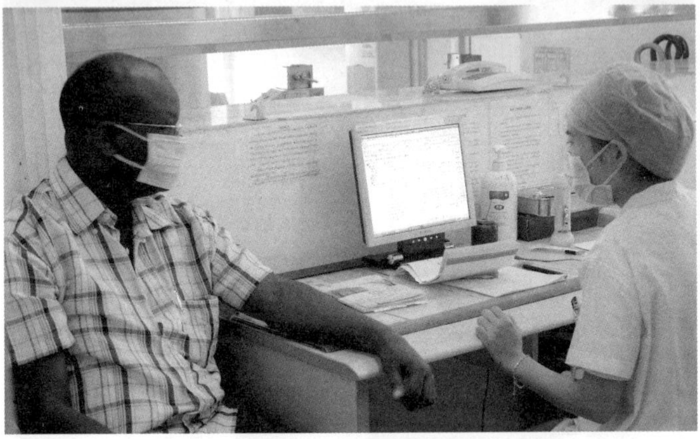

●2009年10月19日，广州市第八人民医院开展发热门诊排查。

免医务人员因病减员，及时制定医疗资源分配和替换等方案和预案，为保证流行出现高峰时医疗资源仍能满足社会的需要。

尽管在医疗救治方面我省取得了累累硕果，积累了宝贵的经验，但是在救治过程中也暴露我省一些尚需加强改善的方面，如救治经费的不足，救治力量不均衡，医务人员防护物资不足和免疫预防接受程度低等，这些应该是我们在今后应对类似疫情需要重点检讨、审视和考虑改进的问题。

第一节　病例救治

在甲型H1N1流感大流行初期，由于不清楚疾病的严重程度，我国在早期制定的病例救治原则是无论病情轻重，一律集中到定点医院中进行救治，以保障每位患者的生命安全。然而，当疫情发展到迅速出现大批本地病例时，这种措施显然给医疗机构带来巨大的接诊压力，同时，抗流感药物的分配也将受到制约，本节从轻症病例居家治疗和抗流感药物的分配策略两个案例试图剖析在出现大规模新发传染病传播时如何合理分配医疗资源。

案例15. 轻症患者居家隔离治疗

一、事由

2009年6月22日江门市某小学有多名学生发热伴呼吸道症状，江门市疾控中心对15名发病学生采样检测，结果11份甲型H1N1流感核酸阳性。本次疫情共发现14例甲型H1N1流感确诊病例，其中该校六年级（4）班的学生发病13例，学生家长发病1例。

调查发现该校设有高低年级2个学生午休寝室供部分学生午休，1-3年级学生，和4-6年级学生各使用一间。由于患病病例在睡室与其他班级学生一起午休，存在传染给其他班学生的风险。经研究，从6月24日起该校停课1周。轻症病例居家隔离治疗，病例的密切接触者居家实施居家隔离医学观察，对其他班学生和学校教职员工给予医学告知，并追踪健康状况。对学校的教室等室内场所进行药物消毒，周围环境进行卫生清洁。

疫情发生后，按照“患者分类管理，减少二代病例发生，延缓社区疫情传播，救治重症病例”的原则，经广东省卫生厅同意，江门市对病例采取“居家隔离治疗与住院治疗相结合，中西医治疗相结合”的防控甲型H1N1流感模式，对北郊中心小学12例轻症甲型H1N1流感病例实施居家隔离治疗，2例收治定点医院。经过1周的居家隔离治疗，全部病例症状消失，病情痊愈，解除隔离治疗。

二、背景

江门市是全国著名的侨乡，旅居国外的侨胞和港澳同胞与全市常住人口相当，大约400万。侨民中旅居北美、澳洲的比例很大，所以甲型H1N1流感流行以来，每天从北美、澳洲和港澳等地来往的人数众多。江门市2009年5月27日确诊了该市首例甲型H1N1流感病例，为全国第13例，广东省第2例甲型H1N1流感确诊病例，之后在不到1个月的时间在本市辖区的台山市、开平市、蓬江区和新会区共发现6例输入性甲型H1N1流感病例和1例输入病例引起的二代病例，分别来自美国和澳大利亚，大部分经香港、澳门入境。

（一）政策背景

在该起学校发生的甲型H1N1流感暴发以前，全国仅广东省东莞市报告确诊发生了一起学校甲型H1N1流感暴发，其余均以散发疫情为主。按照国家制定的有关甲型H1N1流感病例处置的政策，当时，全国所有报告甲型H1N1流感确诊病例均采取住院隔离治疗措施。

在这起疫情发生前不久，国家制定了社区暴发防控策略。2009年6月11日，卫生部办公厅印发《社区甲型H1N1流感暴发流行控制工作方案（试行）》（卫发明电〔2009〕99号）。该方案在社区流行的防控措施方面提出：对病例实行分类诊治与管理。重症病人由定点医院集中收治，较重病人由综合性医院的感染疾病科负责收治，轻症病人鼓励居家隔离治疗或社区医疗机构收治。在甲型H1N1流感防控的政策上已提出了甲型H1N1流感轻症病人居家隔离治疗的措施，但全国其他地方尚未有正式实施的报道。针对甲型H1N1流感轻症病人居家隔离治疗的具体做法也没有明确的可供参考的操作工作方案、指引。

美国疫情发生较早，疫情已处于社区流行阶段，已经不要求对所有甲型H1N1流感病例进行实验室确诊，也不要求病例出于隔离的理由住院治疗。他们建议甲型H1N1流感病例在家休息，有需要时，自己去医院看病。部分国家的防控措施与美国类似。

一些以输入性病例为主的国家，措施与我国当时的措施相似，仍采取确诊病例以住院隔离的方式进行治疗。

WHO（世界卫生组织）的防控建议是，各国可根据自己的实际情况，建议按照疫情发展的不同阶段，输入性疫情为主的地方与社区流行的地方分类处理。

6月中旬，监测发现甲型H1N1流感病毒已成为香港流感病毒的主流，占各类流感病毒总数70％以上，前往指定流感诊所求诊的病人中，大约每8人中便有1人感染甲型H1N1流感，这些数据表明，甲型H1N1流感病毒已在香港广泛流传。根据疫情发展，从6月18日开始，香港对防控策略进行调整，一般病人可回家选择门诊治疗。

（二）舆论背景

江门市实施甲型H1N1流感轻症病人居家隔离治疗后，在当时全国严峻的甲型H1N1流感流行形势下，舆论关注度很高。江门市政府，做到信息及时公开，在发生该校甲型H1N1流感暴发学校实施停课当天，就在本地报纸和其他媒体上正面进行报道并对社会公布学校停课的事项。同时，省内外多家媒体前来江门市采访，褒贬不一，正面肯定和怀疑的报道都有。一些媒体报道了江门市甲型H1N1流感患者实行居家隔离治疗的情况，同时也表达和流露出一些对传播扩散的担忧。一些媒体正面肯定了江门市甲型H1N1流感患者实行居家隔离治疗的甲型H1N1流感防控模式，并将这种对轻症甲型H1N1流感病例居家隔离治疗的做法称为防控甲型H1N1流感的“江门模式”。

三、决策与措施

（一）轻症病例居家隔离治疗

此次疫情病例的居家隔离治疗的实施，首先由市级甲型H1N1流感临床救治专家组专家开展临床会诊，制定中西医结合治疗方案及指导意见，再由区级卫生行政部门指定社区医疗机构（江门市第二人民医院）负责，指派医护人员分组上门，分片分组责任到人，对每名病例每日巡诊巡查两次，上门送医送药，主动为病人提供医疗服务，同时派出了心理医生为相关人员进行了心理辅导。

江门市疾控中心组织了24名流行病学调查人员分成12个小组，每天对甲型H1N1流感病例及其密切接触者进行逐门逐户的调查，通过上门随访和电话联系，及时了解患者和密切接触者的健康和居家隔离情况，随时提供技术指导，保证各项措施落实到位。

（二）密切接触者居家隔离医学观察

由专业人员对患者及其密切接触者给予居家隔离医学观察，开展健康监测，要求进行必要的告知，限制活动范围，要求他们只在家中活动，不得外出，在家佩戴口罩，尽量避免近距离密切接触家人。公安、街道、社区派人巡查监护，同时为隔离家庭提供代买生活必需品的服务，正面宣传、教育，引导邻近居民做好甲型H1N1流感预防工作，克服恐慌心理。

（三）教育部门主动配合

学校抽调老师和班主任一起做好这12名学生的跟踪、慰问等工作。每天通过电话了解学生的身体状况，加强与家长的沟通；配合市疾控中心和区政府准确细致地提供这12名学生的相关资料；协助防控专家和医疗组对患病学生上门开展流行病学调查和诊治等工作。

四、分析与讨论

（一）决策依据

该起事件中大部分甲型H1N1流感病例为轻症病例，从治疗角度考虑是不需要住院治疗。在此之前江门市收治的7例病例的病情，仅1例病例有合并肺部感染，经治疗迅速好转，其余病例均为轻症病例，大部分入院时症状较轻或症状已消失或比发病初期明显减轻。

学校发生本市首起甲型H1N1流感暴发疫情，提示江门市的甲型H1N1流感疫情已进入社区流行新阶段，今后大批病例集中出现将不可避免。在流感流行甚至大流行时，有限的医疗资源能满足病人门诊服务已经很不容易了，不可能有足够的医疗资源供所有甲型H1N1流感病例住院隔离治疗。为应对越来越多的甲型H1N1流感病例的出现，有必要尽早尝试轻症患者实行居家隔离治疗的方式，为今后流感大流行时全面实施提供指导意见。

甲型H1N1流感和季节性流感均属于流感病毒引起的疾病，在季节性流感的防控中，基本上都是采取病例居家休息、隔离、门诊治疗、自我用药甚至自愈的方式，而在这次甲型H1N1流感疫情中，大部分病例与季节性流感病例的临床表现没有明显差别，所以季节性流感的防控措施用于甲型H1N1流感防控也是有理论依据的。轻症甲型H1N1流感病例居家隔离治疗，还可以充分利用社区和乡镇医疗资源，满足病人的求医需求。

除上述提到的卫生部制定的社区甲型H1N1流感暴发流行控制工作方案以及省卫生厅有关会议精神作为政策依据外，江门市透过本市甲型H1N1流感防控工作机制会议讨论通过决定，该小学的甲型H1N1流感暴发事件处置中实施轻症患者居家隔离治疗。

（二）风险分析

开展轻症甲型H1N1流感病例居家隔离治疗的措施，最大的风险是当时在国内所有甲型H1N1流感确诊病例都是住院隔离治疗，还从来没有其他地方开展甲型H1N1流感病例居家隔离治疗。如果失败，有可能遭受舆论和社会质疑，承担着一定的决策风险。

甲型H1N1流感病例居家隔离治疗没有任何经验可以提供参考。一切具体做法要靠自己探索，存在一定的技术风险。当时没有病例解除隔离的标准，也不能沿用住院病人的解除隔离标准。住院病例解除隔离的标准即出院标准是症状消失超过3天，连续2次采样检测甲型H1N1流感核酸阴性。对于居家隔离治疗病例，应该参考季节性流感的解除隔离标准，最后规定为采取可简便控制病情标准：隔离治疗7天，症状消失1天以上可以解除隔离。为保证效果减低传播风险以策安全，当时还增加一点补充措施就是解除隔离后建议在家继续休息7天。此外，医务人员上门诊治病人的个人防护标准也需重新考虑。这些技术细节方面是完全没有现成的方案可以照搬，设计并实施这些防治方案也需要承担一定的风险。但是江门市从实际出发，把甲型H1N1流感轻症病例居家隔离治疗的方案逐步完善，做到尽可能简单实用，为应付甲型H1N1流感大流行提早做好准备。

另外还存在极少数病例病情会突然加重的风险，甚至出现危重病例，影响救治效果。

（三）效果分析

经过7天隔离治疗，12名居家隔离治疗患者经过中医药治疗和对症治疗，效果明显，病情得到康复，达到解除居家隔离治疗的标准，全部解除居家隔离。中央电视台对该起事件的居家隔离治疗进行了相关报道。

实践证明，对甲型H1N1流感轻症患者实行居家隔离治疗是有效可行的，采取防控策略具有针对性和实效性。而且实行居家隔离治疗有利于消除患者恐慌，便于家庭成员间的互相照顾，对病人日常生活影响较小。

轻症甲型H1N1流感病例居家隔离治疗节省大量医疗救治的成本。以此前2间医院收治的5例甲型H1N1流感病例计算，市中心医院3例甲型H1N1流感病例住院费用平均费用约为3144元人民币/人。市五邑中医院2例甲型H1N1流感病例平均约为2000元人民币/人。另外医务人员防护用品（未计算在住院费用中），以住院7天计算，每例病例需要4900元人民币。同时收治2例甲型H1N1流感病例平均为2500元人民币/人。平均1例病例住院7天，每例病例大约7400元人民币，同时收治2例每例大约5000元。从以上数据可以看出，轻症甲型H1N1流感病例居家隔离治疗的费用则远远低于住院的费用，到了后期则基本只有病例的门诊诊疗费用。

（四）不足之处

首批甲型H1N1流感轻症病例居家隔离治疗的方式，是从甲型H1N1流感病例住院隔离治疗形式转变过来的，不可能第一次就会很完善。主要是受住院隔离治疗的思维影响，一些做法只能通过实践逐步修改，以求更加合理，更具可操作性。

回顾甲型H1N1流感采取的部分措施，包括对流感病人采取隔离措施，居家隔离治疗开始实施时，医生上门巡诊采样使用一级个人防护，居家隔离治疗的病家，派人员守护，对密切接触者也采用居家隔离医学观察等措施。这些措施受当时国内疫情形势、政策和防控措施影响，与后来的对策比较显得较为过度，而且耗费大量资源，在流感大流行时不具可操作性，但基于2009年流行初期的形势，对该病的认识和当时的国家策略，采取的“轻症患者居家隔离治疗策略”已属于模式调整，是重大新实践尝试，也为其后的进一步完善调整打下基础。

（五）启示

江门市甲型H1N1流感轻症病例居家隔离治疗为全国首创的实践，任何新生事物都有一个逐步完善的过程，我们在实施甲型H1N1流感轻症病例居家隔离治疗的过程中不断思考，探索一个更适于应对流感大流行的行之有效的模式。

江门市采用甲型H1N1流感轻症病例居家隔离治疗，是应对新型流感引起的流感大流行的大胆尝试，是一种科学审慎的探索精神，也是在充分分析甲型H1N1流感病例特点基础上的创新治疗方式，对今后突发公共卫生事件应急处置提供很好的借鉴。

素材收集： 江门市卫生局

案例编写： 钟文龙　刘于飞
袁　俊

案例16. 流感特效药物的分配使用策略

一、事由

2009年4月26日，世界卫生组织在官网发布了有关猪流感的常见问题解答。其中明确指出，一些国家用于治疗季节性流感的抗病毒药物可以有效地预防和治疗猪流感。这样的药物分为两类：一类是金刚烷类，包括金刚烷胺和金刚乙胺；另一类是流感病毒神经氨酸酶抑制剂类，包括达菲（通用名“奥司他韦”）和乐感清（通用名“扎那米韦”）。

世界卫生组织公布的甲型H1N1流感患者抗病毒药物治疗指南，重点针对达菲和乐感清两种抗病毒药物的使用，建议应对重症患者或病情开始恶化的患者尽快用达菲进行治疗。达菲成为中国防治甲型H1N1流感的首要储备药物。

二、背景

4月27日，美国疾病控制和预防中心表示，迄今开展的实验室测试结果显示，英国葛兰素史克公司生产的“乐感清”和瑞士罗氏制药公司生产的“达菲”胶囊两款抗流感药物能有效抑制猪流感病毒。

专家指出，一旦流感大暴发，无论是罗氏公司还是葛兰素-史克公司都会主要供应本土需要，仅仅依靠两家获得授权的达菲企业有限的产能，很难满足中国的实际需要。用于治疗和抑制猪流感病毒的相关药物已在中国实现本地化生产，世界卫生组织推荐的药物“达菲”在中国也接到了订单。政府出于公共卫生安全的考虑，储备一定量的药物提前应对疫情。

各国政府都在为甲型H1N1流感可能的迅速传播备战。掌握着据说是迄今为止对付甲型H1N1流感最为有效的专利药物达菲（Tamiflu）生产的罗氏公司，被越来越吃紧的疫情卷进了舆论的漩涡，因为达菲几乎已经等同于“战备物资”了。

三、决策与措施

（一）及时调整甲型H1N1流感特效药物的储备

根据全球甲型H1N1流感疫情前期发展趋势的评估，2009年4月27日省卫生厅专家组制定了《关于增储“达菲”采购问题的专家组建议》，建议对甲型H1N1流感特效药物达菲等抗病毒药物的采购宜早不宜迟，在依托省政府应急储备基础上，在可能出现的第二波疫情发生之前，在省卫生厅原来只有1万盒达菲储备量的基础上，增加储备20万盒达菲。供货时间应在7月30日前，能够交付至少10万盒达菲，并在8月中旬全部交付余下10万盒。

随着甲型H1N1流感疫情的广泛扩散和WHO、相关国家关于甲型H1N1流感病毒产生耐药性研究的报道，根据全球甲型H1N1流感疫情后期发展趋势的评估，省卫生厅专家组制定了《关于现阶段储备“依乐韦”和医用防护口罩应对流感大流行的建议》。

（二）科学调整甲型H1N1流感特效药物的使用策略

4月27日，省卫生厅组织甲型H1N1流感防控专家组制定了《广东省“达菲”等抗流感病毒应急储备药品的使用指引》，明确了使用甲型H1N1流感特效药物达菲的使用条件是治疗发病初期的疑似“猪流感”病毒感染病人；疑似“猪流感”病毒感染病例的密切接触者；治疗从事养猪行业的从业人员中发生流感样病例暴发时的发病初期病人；参与“猪流感”病例调查处理的流行病学和实验室检测等相关工作人员。

制订了《广东省应急储备药品“达菲”调用方案》，规定了达菲药物的使用管理，对使用药品的人员进行登记管理，定期跟踪病人治疗与预防服药后个体反应情况，严格按照使用条件调配达菲等抗流感病毒药品。建立了达菲等抗流感病毒药品使用情况报告制度，定期将本单位达菲等抗流感病毒药品使用和库存数量及有效期上报同级卫生行政部门备案。建立达菲等抗流感病毒药品更新轮储制度，定期检查本单位达菲等抗流感病毒药品的效期，评估可能损耗数量，做好本单位的储备数量和经费预算上报同级卫生行政部门备案。

甲型H1N1流感中后期，根据卫生部要求，对临床症状较重的患者和出现流感样症状且易成为重症病例的高危人群，要尽早应用奥司他韦等抗病毒药物进行治疗，各省要按照本辖区人口总数2％的比例，尽快申请从中央储备中调拨奥司他韦。

广东根据流感监测估计我省在进入冬春季流感流行时，可能会有占总人口1％的民众因流感样症状需要到门诊就医。即在未来半年内，我省各级医疗机构接诊流感样病例人数将达100万人次。按流感样病例中，流感病毒阳性率为25％的基线估计，在未来半年内，我省需要使用药物治疗的人口约25万人次；结合重症病例可能出现增多、密切接触者预防等需要，需储备治疗药物量约30万人份，当前尚存在10万人份的缺口。年底前增加储备另一种耐药性较小，有效期长达7年的预防和治疗甲型H1N1流感的有效药物依乐韦（扎那米韦）5万人份。

四、分析与讨论

（一）决策依据

达菲等抗病毒药是治疗甲型H1N1流感的特效药物，在早期，达菲储备成为衡量政府应对甲型H1N1流感重视与否的重要指标。群众也十分关注政府达菲储备情况，认为有达菲就可以成功治疗甲型H1N1流感，否则心里就没有底。达菲已属于国家储备物资，一般药店没有销售。

如果能储备有数量充足的达菲，对于防控甲型H1N1流感疫情、稳定民心可作为可靠的手段。

（二）风险分析

世界卫生组织建议各个国家和地区均应按照人口的50％储备达菲或依乐韦等特效抗病毒药品，国家经信委和卫生部也要求各省市按照2％的人口数量来储备达菲等特效抗病毒药品。省卫生厅及时组织专家分析我省防控形势，认为要储备30万人份治疗药物量。这是一个科学判断和大胆决策，同时也将承担一旦由于药物储备数量不足而造成甲型H1N1流感疫情防控不力的责任，这可是一个不可想象的政治大风险。

（三）效果分析

实行分步储备，以国家的战略储备为后盾，省卫生厅储备一定的数量，主要防控甲型H1N1流感的单位领取应急用的小数量，之后依据疫情的发展趋势，经过专家的评估，拟定该阶段的新的储备计划，有效控制储备。达到科学、合理、不浪费。

（四）启示

应急状态下科学、果断的特效物资储备和使用策略，能有效地防范别有用心的炒作，稳定社会民心，为社会经济发展保驾护航。

素材收集：傅军华　易建荣

案例编写：易建荣　傅军华
刘于飞

第二节　重症病例管理

广东省在2009年8月8日报告了全国首例甲型H1N1流感重症病例，其后随着疫情进入社区流行期，各地重症病例和死亡病例不断出现。WHO在2010年8月10日宣布进入流感大流行后时期时，广东省累计共报告实验室确诊的甲型H1N1流感重症及危重病例560例，死亡54例。本节通过对全国首例重症病例的救治等3个案例，剖析回顾我省在重症病例救治和管理方面所做的工作。

案例17. 全国首例重症病例的救治

一、事由

2009年8月5日上午，广州市荔湾区某中学17岁的中学生邱某出现发热，自行服药后未缓解。8月6日上午，他仍坚持继续上学，中午和家人一起吃饭。下午2点左右，家人发现邱某昏迷不醒，立即将其送往附近的广州市中医院抢救。入院时，邱某呈深昏迷状态，发热39.4℃，呼吸2次/分，心跳停止，血压测不到，双侧瞳孔对光反射消失。医院迅速对其进行抢救，经过心肺复苏后患者心跳血压恢复，但仍处于昏迷状态。8月7日晚，广州市疾病预防控制中心对邱某的咽拭子进行检测，其样本呈甲型H1N1病毒核酸阳性。10月21日，该重症病例已无需呼吸机辅助呼吸，生命体征稳定，符合卫生部颁布的《甲型H1N1流感诊疗方案（2009年第三版）》的出院标准，病例转至广东省第二中医院继续神经康复治疗。

二、背景

卫生部办公厅于7月8日下发了《关于进一步完善甲型H1N1流感防控措施的通知》，明确要求对甲型H1N1流感病例实行分类收治的治疗措施，加强重症病例救治工作，调整了对轻症病例的处理原则，对临床症状较轻且无合并症的轻症病例可考虑居家隔离治疗。通知中也规定了重症病例的处理原则，定点医院设置，重症病例会诊报告制度以及重点人群的防控工作等相关内容，将重症病例的救治提到了一定的高度。

从输入到本地传播，随着感染人群的增多，虽然中国也预计会出现重症或死亡病例，但谁是第一个，将是我国应对流感大流行的一个标志性病

●广东省卫生厅黄飞副厅长检查甲流防控工作。

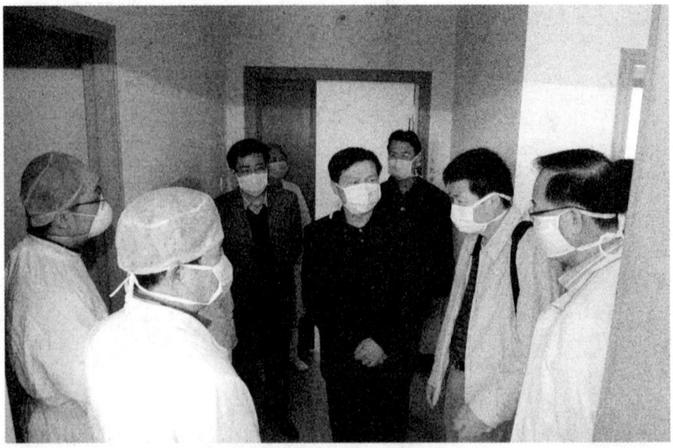

例，因此受到媒体的广泛关注和跟踪报道。

三、决策与措施

（一）整合医疗技术力量，加强协作

本例病例是我国首例重症甲型H1N1流感病例，医疗救治需要摸索经验。通过多部门共同参与，按照“集中患者，集中专家，集中资源，集中救治”四个集中原则，在患者情况不允许转院情况下，组织各医院的权威专家会诊，突破医院界线，成立临床救治专家组共同协作开展救治，密切关注病情，及时更换适宜的救治方案。在充分评估患者情况和客观条件允许的情况下，将重症病例集中到具备重症救治能力的定点医院治疗，危重病例及时转入重症医学监护科治疗，保障患者的救治成功，降低病死率。

（二）多次专家会诊，全力救治

通过各级专家的超过6次的会诊，本例重症病例得到了成功的救治。在接报病情后，广州市组织了省市专家组成员第一次会诊。之后，又组织了钟南山院士等著名专家二次会诊，并共同研究制定了救治方案。由于患者病情不适宜转院，专家组建议继续在市中医院实施抢救，同时抽调广州医学院第一附属医院呼吸疾病研究所（下称广州呼研所）和广州市第一人民医院等医院的专家力量组成医疗组，当晚进驻市中医院负责救治工作，成立由广州呼研所肖正伦教授为组长的临床救治专家组负责指导救治工作。

8月8日上午，广州市卫生局再次组织市专家组对邱某进行会诊。专家组会诊评估后，建议将患者转至条件更好，在“非典”等危重呼吸疾患救治领域积累了丰富经验的广州呼研所英东重症监护中心进一步救治。

8月8日下午，广东省卫生厅组织省级专家组会诊并指导完善救治方案，提出了治疗和处理方面的建议。

8月9日，受卫生部领导的委托，在卫生部医政司赵明钢副司长的带领下，包括心血管病、呼吸病、神经系统疾病和传染病等专业的8名国内一流专家组成的专家组赶到广州会诊和详细讨论，提出指导意见，广东省、广州市相关领导也出席了会诊。

8月10日下午，由钟南山院士主持，组织包括呼吸、内科、神经、感染等专业的10名著名专家，再次对患者病情进行深入讨论和会诊，进一步明确诊断意见，加强救治。

在各级领导和专家关心下，患者经医院积极治疗，生命体征逐渐趋于稳定。从8月15日开始连续取咽拭子送市疾病预防控制中心做H1N1病毒核酸测定结果均为阴性。8月18日，医院解除了对患者的隔离措施并继续住院治疗。

四、分析与讨论

（一）决策依据

2009年5月7日广东省卫生厅下发《广东省卫生厅甲型H1N1流感医疗救治工作应急预案（试行）》的通知和7月8日卫生部办公厅下发《关于进一步完善甲型H1N1流感防控措施的通知》。本例重症病例的医疗救治按照通知中的规定设置了定点医院，并且组织专家组进行会诊，制定了诊疗方案，确保重症病例的救治成功率。根据卫生部《甲型H1N1流感诊疗方案》（2009年试行版第二版），患者判定为重症甲型H1N1流感病例。对于病例的转运工作的依据是卫生部办公厅印发的《甲型H1N1流感病例转运工作方案（2009年修订版）》，确保病例转运中的安全。重症病例的出院标准参照《甲型H1N1流感诊疗方案（2009年第三版）》。本例患者的抢救中，省、市卫生行政部及时组织专家组会诊，依据卫生部有关规范，充分依靠临床专家组的智慧，尊重前线专家意见，根据实际情况先后果断决策采取留院就地抢救稳定病情、转院进一步治疗和后期康复治疗，为救治成功打下基础。

（二）风险分析

转院的风险评估，因病例病情十分严重，专家组经评估确定病情不适合立即转院。转院与不转院均有一定的救治风险。转院可以提供更好的医疗条件，但存在转运过程中导致病例病情加重的可能。如果不转院，无法提供最好的条件给患者救治，但可以稳定患者病情。针对这种情况，广州市当机立断，立即组织抽调广州相关医院的专家力量组成医疗组进驻市中医院负责救治工作，确保不转运，也可以提供最好的医疗资源。

出院标准的把握首先需要依据国家相关文件的规定。患者是否可以出院首先应考虑患者是否仍具有传染性，其次应考虑患者病情是否允许。本例患者经过多次的咽拭子病毒核酸检测已经转为阴性，可以解除隔离。经过对患者症状、体征的观察，符合卫生部颁布的相关规定的出院标准，可安排转入专科医院进行康复治疗。把握准确的隔离接触和出院标准，即保证患者不对社会造成影响，也要保证患者自身安全。如果出院标准把握不好，存在患者病情加重和病人出院后传播疾病的风险。而且在病人隔离期间应注意向家属和社会作出必要的解释以消除疑惑。

（三）效果分析

10月21日，鉴于邱某已无需呼吸机辅助呼吸，生命体征稳定，符合卫生部颁布的《甲型H1N1流感诊疗方案（2009年第三版）》的出院标准，医疗组最终将邱某转至广东省第二中医院继续神经康复治疗。

（四）启示

流感大流行时，随着病例的不断增加，重症病例的出现是不可避免的。本例病例是我国首例重症病例，标志着2009年我国流感大流行防控进入一个新的阶段，即将防控重点放在重症病例医学救治和降低重症病例的病死率上。本例重症病例的成功救治是我省各级政府及卫生部门高度重视，采取“集中患者，集中专家，集中资源，集中救治”策略，实事求是采取救治措施的体现。

素材收集：广州市卫生局

案例编写：刘于飞　袁　俊

案例18. 重症病例的异地转诊救治

一、事由

2009年10月12日，茂名市人民医院急诊科接诊一位14岁女学生林某，因病情危重，即收入ICU抢救，诊断为重症肺炎。当天下午茂名市卫生局组织市专家组进行了病例讨论分析并一致认为：虽然H1N1病毒核酸没有结果，但根据流行病学史、临床表现，实验室检查白细胞不高，血气分析低氧血症，X光严重肺炎表现，考虑诊断危重型甲型H1N1流感可能性大、重症肺炎、呼吸窘迫综合症、I型呼吸衰竭、急性肺水肿。治疗上给予达菲抗病毒等针对性药物进行治疗，根据血气调整呼吸机参数及次日茂名市疾控中心报告咽拭H1N1病毒核酸阳性，该病例确诊为危重型甲型H1N1流感病例。考虑病情救治需要，患者于10月17日转运到广州医学院第一附属医院广州市呼研所（简称广州市呼研所，下同）进行救治。

二、背景

随着甲型H1N1流感疫情的进展，我省已经建立起了一系列的防控对策以及医疗救治体系。关于重症病例的救治和转运，也已制定了一些详细的计划和方案，规定重症与危重病例集中收治到医疗救治力量雄厚的定点医院救治。该起事件是在我省各级政府部门高度重视下，整合医疗资源，充分发挥省级临床专家组和定点医院专家组的作用，及时会诊治疗，实施分级分类救治，按照“集中患者，集中专家，集中资源，集中救治”原则，成功救治的一例重症甲型H1N1流感病例的事件。

本事件受到了传媒的跟踪报道。首先是小女孩顽强抗击病魔的精神让人鼓舞。初期治疗控制不好导致肺部反复脓气胸、多发性肺囊肿，并且出现呼吸衰竭、呼吸窘迫综合征和心肌炎，情况最坏的时候，需要吸入纯氧才能维持生命，X光显示双侧肺部严重感染。尽管这样，该患者坚持住了，加上强大的医疗队伍，终于把她从死神手中救了回来。其次，她的事件受到了广泛关注，包括茂名市政府各部门，茂名市还举办了募捐活动，广东省委书记、省长等人到病房看望她，在出院时为她举行了欢送仪式。

三、决策与措施

（一）评估病情，及时协调，转诊治疗

10月15日，在患者治疗的第三天，其氧合指数仍在200以下，病毒性肺炎已发展严重，提示在短时间内恢复肺功能难以实现，也面临着呼吸机相关肺炎不可避免，病毒与细菌双重打击，可能危及患者生命。当天，市卫生局向广东省卫生厅医政处汇报了患者的病情，省卫生厅高度重视，当日就派广州市呼研所及省人民医院的专家会诊，省专家经讨论后确诊为危重型甲型H1N1流感并对其抢救工作作了具体指导。根据省专家意见，并经省卫生厅同意，最后决定将患者转送广州市呼研所救治。患者的父亲经过一天的考虑终于同意转院救治，遂于2009年10月17日下午，由广州市呼研所救护车接送，于晚上8点安全到达呼研所。

（二）积极治疗继发感染

转院后，医院立即对其采集咽试子样本，送广州市疾病预防控制中心检测，18日、19日连续2天，H1N1病毒核酸测定呈阴性，经抢救，20日便解除了隔离，并停用了抗病毒药物奥斯他韦。但患者病情有继续进展趋势，病毒感染继发多脏器损害。26日，广州医学院第一附属医院组织了全省专家会诊，提出了采用营养心肌、护肝、保护肾功能、恢复肠功能和加强营养支持等支持对症治疗的建议。11月5日，经积极治疗，患者肺部炎症有所好转。然而，11月19日晚，患者因并发脓气胸再次出现了严重的低氧血症（11月22日最为严重），病情极为凶险，病人随时可能死亡。经医务人员全力抢救，患者病情得以控制并逐渐改善。12月22日，患者成功停用呼吸机并拔除了气管套管，得到了成功的救治。

（三）领导重视，人文关怀

该例重症病例的救治受到了各级领导的重视。11月19日上午，中共中央政治局委员、省委书记汪洋，副省长雷于蓝，省政协副主席、省卫生厅厅长姚志彬等领导专程到广州呼吸疾病研究所看望患者，并听取了全省甲型H1N1流感防控工作的情况汇报。汪洋书记鼓励患者要坚强勇敢，战胜病魔。2010年1月22日是患者病愈出院的日子，广州医学院第一附属医院举行了欢送仪式。受中共中央政治局委员、省委书记汪洋委托，副省长雷于蓝和省卫生厅厅长姚志彬出席了仪式。在仪式上，大病初愈的小女孩林某分别给曾到病房看望她的汪洋和雷于蓝写了《感谢信》。汪洋书记在得知情况后，给林同学写了回信，鼓励她锻炼好身体，争取早日成才，将来为祖国、为社会作出贡献。

四、分析与讨论

（一）决策依据

为组织做好甲型H1N1流感重症患者的医疗救治工作，广州市卫生局根据国家和省、市的工作部署，在甲型H1N1流感疫情起始阶段即迅速成立了甲型H1N1流感医疗救治专家组，及时启动了专家会诊制度，制定了医疗救治工作方案，并指定全市8家医疗机构（后增加到23家）作为第一批定点收治医院，调集全市强有力的医疗技术设备投入到甲型H1N1流感重症病人的救治工作当中，对本市以及全省的重症病例救治起到积极作用。在抢救患者的整个救治过程中，广东省卫生厅积极协调，定点收治医院密切配合，医疗专家组精心治疗，充分发挥了上下联动机制的作用。

（二）风险分析

长途转运甲型H1N1流感危重病人存在极高的风险，医务人员不仅要应对途中病人病情的随时变化，而且要面临长时间近距离接触病人的个人防护的严峻考验，同时还要做好应对交通堵塞等突发事件的充分准备。考虑到患者的病情严重，当地抢救力量有限，而且正值学校开学之初，若抢救不及时发生意外，有可能引发在校学生和家长们的恐慌，对社会稳定造成不良影响。

（三）效果分析

该例患者出现甲型H1N1流感重症病例的特点，为提高救治成功率，远距离转诊到救治力量较强的中心城市定点救治医院，经过各方努力，该例重症患者得到了成功的救治，这也体现了当初转诊决定的正确性。

（四）启示

该例病例成功获救不仅是省、市领导正确指挥部署甲型H1N1流感防控工作的结果，也是各级卫生行政部门积极组织协调，医院和广大医务人员不懈努力的结果。患者的整个转诊抢救过程体现了我省对甲型H1N1流感危重病人的救治水平。在部署甲型H1N1流感防控工作中，省、市领导多次强调要求各级卫生行政部门和医疗机构要认真做好甲型H1N1流感病人特别是重症病例的救治工作，尽最大努力挽救病人的生命。

素材收集：广州市卫生局　茂名市卫生局

案例编写：刘于飞　袁　俊

案例19. 深圳重症病例的集中救治

一、事由

2009年11月4日，深圳市儿童医院收治第一例重症病例，此后的一个多月的时间里重症儿童病例达30例，在此期间，有多名患者出现神经系统受损的表现，其中3个患者表现为急性坏死性脑病。面对突然增多的重症病例及广大市民的疑虑，市卫生人口计生委立即组织市专家组在市儿童医院进行调研，决定借鉴控制"非典"的经验，在已明确各级甲型H1N1流感收治医院的基础上，指定市儿童医院为儿科危重病人收治医院，深圳市第三人民医院为成人重症病人收治医院，对重症病人进行集中收治。

二、背景

2009年8月，随着广州市第一例甲型H1N1流感重症病例的出现以及疫情进入社区流行阶段，我省多个地区相继发现甲型H1N1流感重症病例，针对重症病例的出现，结合当时疫情形势，在医疗救治上提出了"集中患者，集中专家，集中资源，集中救治"的原则。

2009年11月上旬，深圳市儿童医院在短时间内收治了大量甲型H1N1流感重症病例，且有多名患者出现神经系统受损的表现，经市专家组会诊，初步临床诊断为"病毒性脑炎"，这一情况经媒体报道后，曾引起了公众的恐慌。如何妥善处理本事件关系到当时甲型H1N1流感控制工作的顺利进行。深圳市儿童医院的专家对患儿细心诊治，经查阅文献，认为此类神经系统受损与以往报道的季节性流感相关性脑病类似，3例严重病例符合流感相关脑病中急性坏死性脑病这一特殊类型，经国家、省、市甲型

H1N1流感专家组会诊，最终诊断为甲型H1N1流感相关急性坏死性脑病。

三、决策与措施

面对迅速增多的重症病例和群众的恐慌情绪，市卫生人口计生委经调研后迅速制定出应急处理方案，指定儿科重症病人集中到深圳市儿童医院救治，成人重症病人集中到深圳市第三人民医院救治；启动重大呼吸道传染病临床救治专家组会诊机制，集中专家对重症患者实施集中救治；市卫生人口计生委集中调配呼吸机，监护仪等医疗设备，必要时抽调其它医院医务人员支持定点救治医院；为了满足各医院用于治疗甲型H1N1流感的抗病毒药物的需要，及时拨出1万盒达菲储备，供全市相关医疗机构治疗重症甲型H1N1流感病人时使用。对于流感样症状后出现神经系统症状的患儿按照重症病例处理，及早住院治疗观察；深入开展群众性科普知识宣传，建立专门的信息发布制度，及时向社会发布疫情防控动态，疫情情况及相关消息。从关注个案转移到整体疫情的处置、政府的准备、卫生行政部门对医疗资源的统一调配上来，进一步增强了公众的信心。

四、分析与讨论

（一）决策依据

根据《卫生部办公厅关于做好应对甲型H1N1流感大流行医疗救治准备工作的通知》（卫发明电〔2009〕166号）精神，市卫人委下发了《关于进一步加强甲型H1N1流感医疗救治等工作的紧急通知》（深卫人发〔2009〕149号），对全市甲型H1N1流感医疗救治工作进行部署，决定由在抗击“非典”时有成功集中救治病人经验的深圳市儿童医院负责儿童甲型H1N1流感重症病例的集中救治，组织危重症救治专家工作团队，集中救治重症病人。

（二）风险分析

大量重症病人的收治很容易超过一家医院的负荷能力。集中救治重症病人也必然带来大量病人转运问题，转送过程又同时增加了传播扩散的风险。同时，医疗资源过于集中，必然造成医疗服务分配的不平衡，不利于可能出现的更大规模疾病暴发。民众的恐慌源于对于疾病的认识不足，如不及时准确发布信息不利于甲型H1N1流感防控工作。

（三）效果分析

在充分考虑各种风险因素后，市卫人委及时协调各级医院，落实分工合作，及时发布甲型H1N1流感相关信息，消除了各种流言及群众的猜疑，稳定了民众的信心。由于集中了优势的人力与物力，极大降低了危重病人的死亡率。不同医院分工协作，保障了深圳市重症病例集中救治的工作顺利实施。

（四）启示

在传染病大流行出现众多危重病例时，采取集中救治危重病人的方法是一种必要的，而且是行之有效的措施，它有利于集中优势力量，整合医疗资源，积累重症病例临床救治经验，提高抢救效果。也应充分权衡可能出现的风险，加强风险沟通，规范信息发布，做好各方保障和公众沟通等。

素材收集：深圳市卫生与人口委员会

案例编写：刘于飞　袁　俊

第五章

「联防联控机制」

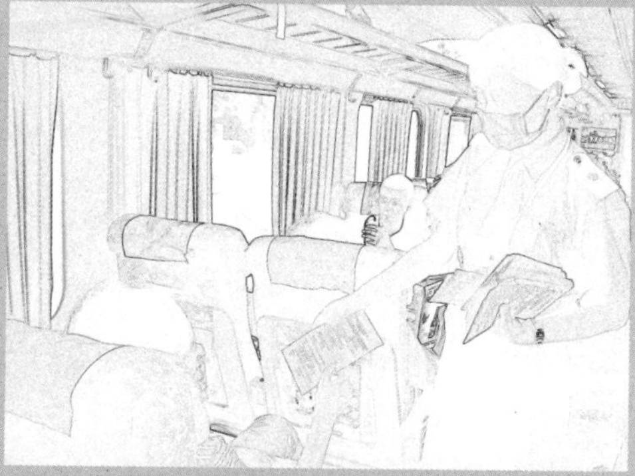
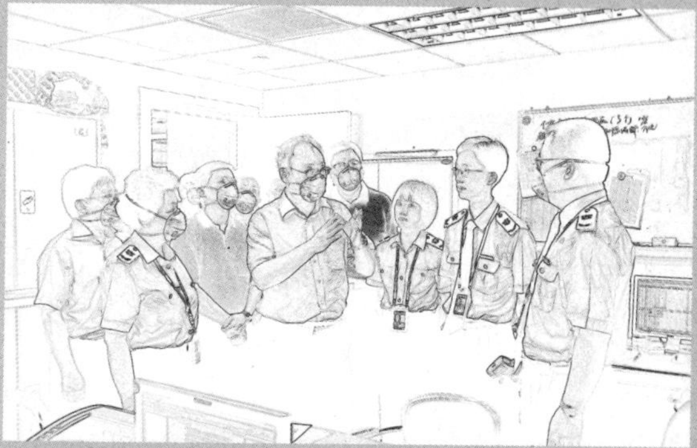

多部门联防联控工作机制有效地加强了区域间和部门间的协作，大大提高了防控工作效率。这一机制的建立使信息整合和分析利用更为有力，资源共享和利用更趋合理，行政决策更加科学全面，职责分工合作更具体可行，运行效率更高，处置更为有效，措施落实更加扎实，防控效果更为突出。

2009年4月30日，根据国务院办公厅的要求，广东省成立了由省卫生厅牵头，23个部门组成的应对甲型H1N1流感联防联控工作机制。为进一步加强甲型H1N1流感防控工作，省政府于5月15日批复同意实施《广东省应对甲型H1N1流感联防联控工作机制工作方案》。方案对联防联控工作机制的工作目标、原则、职责和分工等作了明确规定，由省卫生厅牵头，建立疫情研判和疫情防控的协商、会商制度，将参与联防联控工作机制的相关部门由23个扩大到32个，并要求省应对甲型H1N1流感联防联控工作机制各成员单位要统一认识，强化领导，抓住重点，统筹谋划，密切配合，确保应对甲型H1N1流感联防联控工作机制有效运转。通过各有关部门协调配合，综合防控，开始了一场全方位阻击甲型H1N1流感疫情、保卫人民群众健康安全的战斗。根据各职能部门和工作要求，主动与其他相关部门和单位沟通信息、密切配合、及时召开会议研究讨论，确保疫情防控工作有效、有序进行。多部门联防联控工作机制有效地加强了区域间和部门间的协作，大大提高了防控工作效率。这一机制的建立使信息整合和分析利用更为有力，资源共享和利用更趋合理，行政决策更加科学全面，职责分工合作更具体可行，运行效率更高，处置更为有效，措施落实更加扎实，防控效果更为突出。

本章从多部门合作的经验和重大活动卫生保障两方面的案例分析展示联防联控机制所发挥的作用。

第一节　多部门合作的经验

传染病是没有国界的，随着全球一体化的进展，国内外交流日益紧密，人员频繁流动、物流往来在为世界经济提供发展的同时，也对传染病的传播和扩散起到了一定的“促进”作用。新发传染病的发现和扩散乃至流行，对各国都构成了严重的威胁。实践证明，多部门合作的联防联控机制的良好运转是传染病预防控制成功的关键。

应对流感大流行，我国启动了政府为主导、卫生部门牵头，多部门协作、群众参与的联防联控应对措施，使得包括物质、人力资源、信息服务、全员动员等各方面应急响应能快速落实，利用一切可利用的资源，有效地完成流感大流行的应对。

卫生部卫生经济研究所赵琨等对中国甲型H1N1流感联防联控措施作了成本效益分析，2009年3月25日–6月10日，我国甲型H1N1流感联防联控措施总费用为54702.8万元，总效益为551549.4万元，净效益为496846.6万元，成本效益比为1:10.08。这些数字充分显示我国所采取的甲型H1N1流感联防联控策略是有效的，而且是具有成本效益的。（《卫生经济研究》2010年第5期）

在我省应对甲型H1N1流感的联防联控工作中，区域间的粤港澳合作也发挥了重大作用。粤港澳联防联控工作起源于2003年“非典”后，三地卫生部门领导一致同意粤港澳三地就传染病疫情或突发公共卫生事件建立快速通报机制，其目的是加强三地传染病防治专家组和卫生行政人员的交流合作，提高三地对突发公共卫生事件的合作机制建设、应急处置能力以及对防治传染病的科研和技术合作。广东省、香港特别行政区及澳门特别行政区的卫生部门每年会召开粤港澳防治传染病联席会议，并且会不定期地进行交流。2009年6月29日起，香港调整了甲型H1N1流感缓疫阶段的防控措施。在该政府作出此决策后，香港通过粤港澳传染病信息交换机制告知广东，使广东有充分的思想准备时间考虑因香港政策调整导致的可能给我们带来的变化，并提前部署既与当时国内政策相适应又切实可行、科学有序的的工作，如口岸发现的发热病例交接、治疗、监测等管理策略调整。2009年7月22日–23日广东省卫生厅黄飞副厅长带领防控和医疗专家赴香港，就甲型H1N1流感防控和重症救治等进行交

●2009年6月20–21日，卫生部尹力副部长到广东检验检疫部门检查指导甲流防控工作。

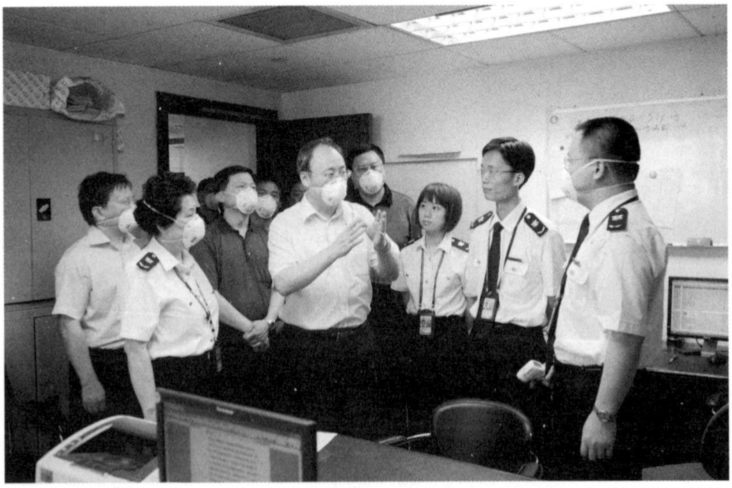

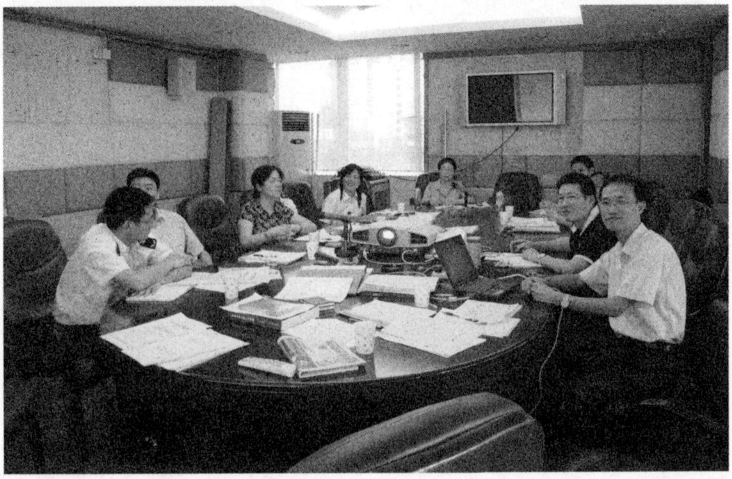

●省卫生厅召开多部门的联席会议。

流，学习香港的防控和医治经验，也交换了下一步双方就甲型H1N1流感防控具体事项合作的意见。10月9日–10日，香港卫生防护中心曾浩辉一行三人专门来广东省CDC交流甲型流感的防控经验，特别就学校暴发防控、甲型H1N1流感监测情况、疫苗注射、下一步流行强度与趋势等话题交流意见。

联防联控机制的建立和有效运转是甲型H1N1流感应对取得显著成效的重要保障，其为今后类似传染病疫情防控工作作出了很好的示范作用。以下4个案例便是甲型H1N1流感流行的不同时期多部门合作的典范。

案例20. AM098航班密切接触者的追踪和隔离

一、事由

2009年4月30日，卫生部、上海市卫生局信息通告，墨西哥AM098航班于4月30日凌晨6时飞抵上海。此航班上有41名旅客目的地为我省广州、佛山、江门、东莞和深圳。随后，广东省卫生厅接到香港及上海方面的通报，香港确诊1例甲型H1N1流感病例，该病例曾乘坐墨西哥到上海的AM098航班。广东省甲型H1N1流感密切接触者的追踪和隔离医学观察工作由此拉开了序幕。

二、背景

本案例发生在我国出现甲型H1N1流感输入性病例的前期。中国国家主席胡锦涛对墨西哥、美国等地相继发生猪流感疫情高度重视，专门就做好防范人感染猪流感疫情工作作出重要指示：要求“密切关注，严密防控，积极应对，科学处置”。国务院总理温家宝也在4月28日上午主持召开了国务院常务会议，研究部署中国加强人感染猪流感预防控制工作。

中国外交部发言人姜瑜在4月28日外交部例行记者会上说，中国政府已经启动应急机制，成立了多部门工作机制，也及时采取了一系列有力的措施，加强监测防控，加强对口岸的检验检疫。中方还与国际卫生组织及有关国家保持密切沟通，及时跟踪疫情和防控的进展。

中国民航局于4月28日发出紧急通知，要求从疫区飞抵我国的国际航班必须安排在指定的远机位，并开辟专门的人员通道，对客机进行严格消毒。北京、上海、广东等各地口岸都已经启动应急措施，加强对出入境人员的检疫检查。上海是中国大陆唯一有墨西哥航班进出的地区，每周有两个航班往返。对来自墨西哥的飞机，检疫人员需要登机，对旅客一一进行现场医学排查，并根据结果转送指定医院。同时，针对来自其他有病例报告国家和地区的入境人员，上海口岸也开辟了专用通道，配置移动测温设施。

4月30日，卫生部部长陈竺在国新办新闻发布会上表示：卫生部要求各地医疗机构加强流感样病例和不明原因肺炎病例监测，尤其加强有疫情发生地旅行史病例的早期发现工作，建立疫情直报制度，做到早发现、早报告、早诊断、早隔离、早治疗。“一旦发现人感染猪流感病例，我们将按照有关法律法规和预案，及时报告和进行隔离治疗”。

广东省卫生厅4月28日召开专门会议，落实卫生部《关于加强人感染猪流感防控应对和应急准备工作的通知》，讨论研究防治策略，加强防控和救治技术储备。省卫生厅与省农业厅、广东出入境检验检疫局沟通联系，共同做好人感染猪流感的防控工作。

5月1日晚，香港特别行政区公布，确诊首例输入性甲型H1N1流感病例。患者为墨西哥人，4月30日6时乘坐AM098次航班由墨西哥城飞抵上海，并于当日11时乘坐东方航空公司MU505次航班转机香港。接到香港卫生署通报后，我国甲型H1N1流感联防联控工作机构立即采取措施：一是立即向各省下发《卫生部办公厅关于对甲型H1N1流感密切接触者实施隔离观察的通知》，要求对乘坐AM098航班的乘客进行追踪并隔离，进行为期7天的医学观察。二是及时向香港卫生防护中心提供MU505航班乘客信息，并向WHO通报香港确诊的输入病例所乘航班乘客的详细信息及我国采取的处置措施。三是印发了《卫生部办公厅关于进一步加强甲型H1N1流感密切接触者所在地区防控工作的通知》，要求有关省份做好甲型H1N1流感病例密切接触者所在地区的防控工作。卫生部要求各地进一步加强疫情监测工作，实行日报告和零报告制度。

三、决策与措施

（一）追踪AM098航班旅客及其密切接触者

对AM098航班旅客密切接触者的追踪是实施医学隔离观察工作的前提，此项任务仅靠一个部门不可能完成，在由省卫生厅牵头，根据卫生部、上海卫生局以及香港卫生署的通告信息，积极与公安、外事机构、民航、出入境检疫等部门沟通，第一时间发出新闻公告，及时核实多部门提供的旅客名单和密切接触者信息，并及时反馈到旅客目的地； 通过公安、民政、外事部门、民航、出入境检验检疫、社区街道、广播电视台新闻媒体等部门间的沟通与协作，迅速查清了AM098航班上即将和已经前往我省的乘客人数、密切接触者人数、联系方式和目前所处的位置等信息，为做好疫情防控工作赢得时间。

（二）对AM098航班上密切接触者实施严格隔离医学观察

实施隔离医学观察就预示着要依法强制性地限制人身自由，我省各部门在联防防控机制工作下，深圳、广州、江门、东莞、佛山市等相关地市组织人员将密切接触者转送当地定点收治医疗机构或指定隔离场所（如酒店）实施隔离医学观察。为减少民事和外交纠纷，各级卫生部门还主动与公安和外事部门沟通，确保了隔离医学观察措施的落实。

（三）对AM098航班上旅客及其密切接触者实施日报告零报告

5月1日起，我省卫生部门对追查到的AM098航班旅客及其密切接触者的医学观察情况开始进行日报告（包括对用药情况）、零报告。5月5日，根据我国政府与墨西哥政府有关协定，我省转送了7名墨西哥籍隔离医学观察者出境，其中包括6名AM098航班密切接触者和1名在深圳口岸入境的墨西哥籍人士。6名密切接触者此前分别在广州、东莞隔离观察，在隔离观察期间未发现特殊情况。黄飞副厅长代表省卫生厅送上慰问信和礼品包等，对7名墨西哥人士在隔离观察期间的理解和配合表示感谢。

5月7日，在我省隔离医学观察的AM098航班28名密切接触者全部解除了隔离医学观察。

四、分析与讨论

（一）决策依据

甲型H1N1流感当时是按照甲类传染病管理的乙类传染病，依据《中华人民共和国传染病防治法》相关规定，密切接触者需要隔离观察。

中国政府已经启动应急机制，成立了多部门工作机制；卫生部要求各地进一步加强疫情监测工作，实行日报告和零报告制度。

（二）风险分析

AM098航班中我省旅客的密切接触者有的是外籍人员，当时其它一些国家还没有相应防控措施，对其进行隔离医学观察易引起不理解；对AM098航班中旅客及其密切接触者医学隔离观察过程中，如防控措施不到位的话，可能会引起更大的疫情扩散；对密切接触者实行隔离医学观察需要大量的人力、物力和财力作为保障。

（三）效果分析

广东省立即启动了联防联控机制，通过多部门合作，截至5月1日24时，乘坐4月30日从墨西哥到上海的AM098航班上目的地为广东的41名旅客，已找到并随访了30人。5月2日晚上，AM098次航班上41名目的地为广东的密切接触者全部找到。经核实，28人到达广东，13人分别在上海、杭州。在广东省的28名密切接触者，分别分布在江门、广州、深圳、东莞、佛山、茂名市。广东省卫生部门对上述人员开展了严格的健康监护，集中定点隔离医学观察。

5月7日全部密切接触者解除隔离，未发现疫情。对AM098航班中我省旅客及其密切接触者开展医学观察的措施是成功的，既有效地控制了传染源，也消除了公众对AM098航班中旅客的恐慌，保证了社会的稳定。

（四）启示

政府主导，卫生部门牵头，多部门合作的联防联控机制在这次密切接触者追踪及隔离观察中起到了关键性作用。卫生部门通过与公安、民政、民航、出入境机构等多部门横向联合，通过省-市-县（区）卫生部门的纵向联合，及时通报信息，迅速有效地追踪到了密切接触者，及时进行了隔离观察。完善联防联控机制，使其常态化、制度化值得进一步思考。

素材收集：傅军华

案例编写：傅军华　阮　峰

案例21. 口岸传染病管理

一、事由

2009年4月25日，质检总局发出《关于防止人感染猪流感疫情传入我国的紧急公告》（质检总局公告〔2009〕31号），要求全国口岸立即开展猪流感防控工作。2009年4月30日，卫生部发布公告将甲型H1N1流感列为按照甲类传染病管理的乙类传染病，并作为检疫传染病管理。质检总局随即召开紧急工作会议，对防控甲型H1N1流感疫情工作进行部署。

2009年5月2日，质检总局印发《关于进一步做好防控甲型H1N1流感工作的通知》（国质检办〔2009〕171号）、《关于恢复陆路、水路口岸入境人员填报<出入境健康申明卡>的公告》（质检总局公告〔2009〕31号）、《关于进一步加强口岸甲型（H1N1）流感防控工作的通知》（国质检明发〔2009〕15号）等一系列文件，统筹指挥全国口岸甲型H1N1流感防控工作：一是恢复健康申报制度；二是对来自疫病流行国家和地区的飞机、船舶、火车、汽车等交通工具，全部实施远机位（泊位）或者专用通道停靠，全部实行登机（轮、车）检疫查验；三是全面实施对所有入境人员的体温检测，筛查体温升高的入境人员，进一步实施医学排查；四是对入境人员加强医学巡查；五是完善病例及密切接触者管理，要求来自疫病流行国家和地区的发热病人，立即送指定医疗机构；交通工具上所有人员登记个人信息，并全部交由当地疾控部门随访；六是要求认真做好甲型H1N1流感信息报送工作；七是对来自疫病流行国家和地区的交通工具实施卫生处理。

二、背景

粤港澳联系紧密，广东地处改革开放前沿，旅居海外的华侨、留学生、劳务、商务等人数众多，对外交往频繁。广东出入境检验检疫局（以下简称广东局）辖区一类口岸32个，二类口岸68个，其中旅检口岸16个（空港和铁路各4个、海港8个），口岸间入境人员数差异较大，口岸传染病防控任务繁重、形势严峻。

质检总局曾在2007年发文《关于航空口岸出入境人员健康申报制度改革的通知》（国质检卫〔2007〕649号），改变了以收验健康申明卡为主的被动查验模式，改为出入境人员“主动口头申报”制度，同时要求口岸强化体温监测、医学巡查、医学排查等制度建设。广东局提出“口岸查验、实验室检测、快速联控”三环一体的口岸传染病防控新模式，即坚持以加强口岸现场检疫查验能力为基础，提高实验室传染病尤其是境外常见传染病检测技术为关键，提升各部门间快速联控水平为保障，认真做好口岸传染病防控工作。

2009年4月20日，广东局印发了《关于继续在出入境人群中开展流感监测工作的通知》（检卫函〔2009〕24号），要求各口岸继续做好出入境人群流感监测工作，同时高度重视相关检测方法、试剂和标准等的研究，加强系统内技术培训，确保一旦出现疫情，能够检得快，检得准，检得全，以满足口岸传染病防控工作需要。

三、决策与措施

（一）通过联防联控机制，加强地方合作

在国家质检总局和广东省委、省政府的统一部署下，广东局坚持从严、从细、从紧做好口岸甲型H1N1流感防控工作，同时积极与地方卫生部门、边检、海关等部门密切配合，在联防联控机制统一协调下，根据疫情的发展不断动态调整防控政策措施。省卫生厅与广东局多次召开联席会议，磋商防控措施，及时调整策略。在口岸传染病防控工作中，广东局与

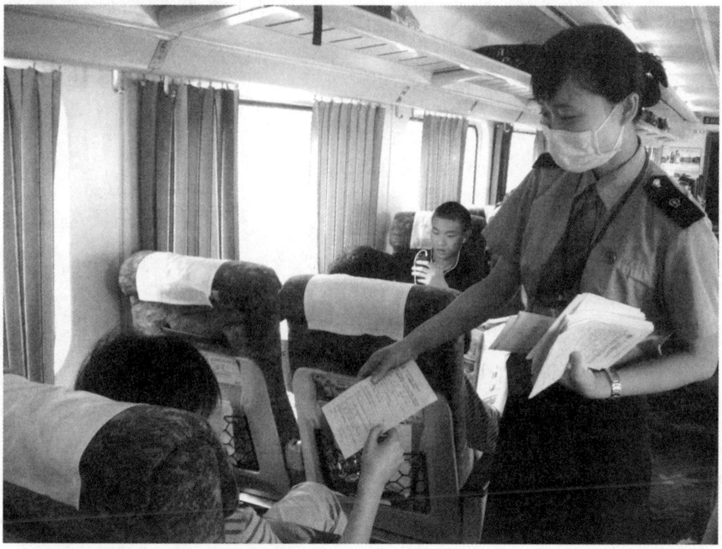

●火车乘务员发放健康申报卡。

境外卫生机构、系统内其他直属局、卫生行政部门、疾病预防控制部门、医疗机构和各口岸联检单位建立了良好的联防联控机制，确保口岸输入性传染病疫情的防控工作顺利开展。

广东局按照“高度重视，积极应对，联防联控，依法科学处置”的原则，与各有关部门协同配合，联防联控，积极应对，严防死守，从严、从紧、从细地开展口岸检疫工作。坚持 “三环一体”防控新模式，快速高效、主动作为，积极发挥组织、指挥、协调、处置等方面的枢纽作用，控制好关键点。进一步完善检疫查验硬件设施，包括合理配置检疫查验通道、使用和及时更新高科技体温监测仪器、设立医学留验室、配备快速检测试剂。调整人力资源，配置拥有扎实的医学专业基础知识、强烈的责任心、敏锐性强的专业人员，对出入境人员进行有效的医学巡查，对可疑病例针对性的流行病学调查。积极开展相关检测方法、试剂和标准等的研究，加强系统内技术培训，实现一旦出现疫情，能够检得快，检得准，检得全，以满足口岸传染病防控工作需要。

（二）根据疫情发展态势，分阶段实施不同的防控策略

2009年4月30日，卫生部发布公告将甲型H1N1流感列为按照甲类传染病管理的乙类传染病，并作为检疫传染病管理，质检总局随即召开紧急工作会议，对防控甲型H1N1流感疫情工作进行部署。广东局成立了由一

把手任组长、其它党组成员任副组长的防控甲型H1N1流感疫情应急领导小组，下设综合、宣传、材料、信息、简报、保障等6个工作小组。同时印发《关于加强人感染猪流感等疫情口岸防控工作的紧急通知》（粤检卫〔2009〕205号）等一系列文件，从4月30日起，全局所有人员一律停止休假，行政、后勤人员全力支援旅检一线。灵活运用“口岸查验、实验室检测、快速联控”三环一体的口岸传染病防控新模式，强化三个环节的协作作用。广东局及下属各级检验检疫机构均积极主动地与当地卫生部门、外办、口岸、海关、边检、铁路运营等部门加强合作，联防联控，强化合作，信息沟通、隔离排查、转院诊治等工作进展顺利。在做好上述工作的同时，不断做好后勤保障，严格实行24小时值班和信息日报告、零报告制度。

2009年6月12日，卫生部确认我国出现了个别甲型H1N1流感感染来源不清的本土病例并引发二代病例。根据国务院常务会议精神，强调突出重点，分类指导，有序、平稳、逐步改进和完善口岸防控措施。2009年7月10日，卫生部公告将甲型H1N1流感由《中华人民共和国国境卫生检疫法》规定的检疫传染病调整为监测传染病，标志着国家甲型H1N1流感防控政策正式进入调整完善阶段。进入常态管理后，广东局继续坚持做好口岸甲型H1N1流感防控的各项保障工作。

2010年1月，随着境内外疫情变化，根据国务院第80次常务会议精神，国家防控政策进行调整，在内防扩散、外堵输入的基础上，把工作重点放到强化预防措施、严控社区传播、加强重症救治、减少疫情危害上。

四、分析与讨论

（一）决策依据

甲型H1N1流感疫情首先在境外暴发，但一旦疫情传入我国并造成快速传播，必将带来严重损失。国家确定了“外堵输入，内防扩散”的防控策略，把严格出入境检验检疫作为全国整个防控工作的首要任务。质检总局与铁道部等五部委联合印发《关于加强进出境旅客列车防控甲型H1N1流感工作的通知》（国质检卫联〔2009〕175号）；与卫生部等七部委联合印发《关于印发〈甲型H1N1流感口岸卫生检疫流程及操作规范〉的通知》等相关文件。质检总局还以联防联控机制口岸组名义下发《关于做好口岸应对甲型H1N1流感疫情有关工作的意见》和《口岸甲型H1N1流感排查处置技术方案》，强调做好口岸甲型H1N1流感防控的各项工作。

（二）风险分析

防控初期措施严格，影响出入境检疫效率，可能会引起部分入境旅客的不满，特别是外籍旅客，易造成外交纠纷。部分患者发热等症状不典型，如果口岸没有及时发现，可能会加速疫情在社区的传播，面对不可避免的输入风险，口岸部门面临巨大的压力。

（三）效果分析

自2009年4月25日至2010年4月31日，共查验入境飞机2.23万架次、船舶8.39万艘次、列车8904列次，人员640.83万人次，其中送院诊治1691人，隔离留验403人；共截堵我国口岸首例输入性甲型H1N1流感确诊病例、中山市首例甲型H1N1流感病例、汕头市首例输入性甲型H1N1流感病例在内的101例甲型H1N1流感确诊病例，另检出甲型H1N1流感核酸阳性患者251例，位居各直属局前列，均移交地方卫生部门妥善处置。

（四）启示

建立高效的多部门联防联控机制，各司其职，充分发挥各单位的主导作用，分工协作，信息共享，形成口岸传染病防控完整链条，共同做好防控输入性传染病疫情等应急工作，是确保国境口岸卫生安全、做好传染病防控的有效措施。

素材收集：广东出入境检验检疫局　戴　俊

案例编写：梅树江　钟豪杰

案例22. 口岸检疫与地方联防

一、事由

甲型H1N1流感早期，我国实行“外堵输入，内防扩散”的策略，深圳作为全国最大的口岸城市，毗邻香港，作为一个出入境人员多、人口密度大的国际性城市，入境发现的可疑人员需要转地方妥善安置，如何在口岸检疫和地方传染病防控两方面开展联防联控和科学管理成为检验检疫部门和卫生部门面临的共同挑战。

二、背景

世界卫生组织（WHO）在2009年4月底发布了关于应对甲型H1N1流感的口岸控制和国际旅行的建议草案。疫情之初，WHO不推荐在对病毒特性和公共卫生影响尚不清楚的情况下，开展全国入境口岸的检疫；各国可以要求来自疫区怀疑受到污染的飞机和船舶停靠在指定区域；随着疫情的恶化，各国可视本国情况决定在国际机场和码头实施入境排查措施。

2009年4月27日，香港对《预防及控制疾病条例》（第599章）进行修订，将猪型流感列为其中一种法定须呈报的传染病。并将猪流感列为监测旅客的其中一种指定疾病，作为边境管制措施。5月1日，香港发现首例输入性甲型H1N1流感确诊个案，香港因此将应变级别由“严重”提升至“紧急”的最高级别。自2009年6月29日起，港方调整了甲型H1N1流感缓疫阶段的防控措施。在社区广泛流行的阶段，卫生部门的重点工作是疾病的监测和重症病例救治。在流行病学调查方面，卫生防护中心会集中跟进严重个案病人及学校和院舍的甲型H1N1流感暴发。其它甲型H1N1流感个案则不再作调查及追踪个案接触者。2010年5月24日，香港调低“政府流感大流行应变计划的架构”下的应变级别，由“紧急”级别改为“戒备”。

深圳是全国最大的口岸城市，共有包括海、陆、空在内17个一类口岸，日均入境旅客约24万人次，约占全国的60％，其中约1万人为持护照的外国人；日均入境车辆2万多辆次，占全国的78％。全市人口超过1300万，人口流动频繁，传染病防控形势严峻，工作压力大。

三、决策与措施

（一）及时成立防控领导小组，统一指挥防控工作

2009年5月2日，深圳市防控甲型H1N1流感领导小组成立，由常务副市长担任组长，小组成员单位包括卫生、检验检疫、教育、药监、发改、贸工、财政、公安、外事等十余个政府部门和各区政府，领导小组统一指挥全市防控工作，办公室设在市卫生和人口计划生育委员会（以下简称市卫人委），负责协调和落实各项防控工作。

（二）及时研判疫情，适时调整防控策略

自2009年5月起，领导小组先后召开八次工作会议，及时对全市疫情进行研判，对已采取的防控措施进行评估，适时调整防控策略，并就各项防控措施的落实做出统一部署。

（三）沟通协调，联防联控

针对口岸传染病疫情的发展态势和全市传染病防控各个阶段所面临的主要问题，市卫人委和深圳出入境检验检疫局多次召开部门协调会，针对防控工作中出现的问题及时提出解决办法，保障了联防联控工作的有序开展。市疾病预防控制中心每日收集疫情信息，制作简报分发领导小组相关成员单位。各口岸收集整理出入境人员和接触者信息，及时反馈给市疾病预防控制中心。

（四）规范排查、转运程序和制定工作指引

结合实际情况，卫生、检疫、海关和边检部门共同商讨，确定口岸疑似病例排查、转运、交接及后续处置的一系列工作指引，规范了口岸传染病控制措施，并随疫情变化及时完善各项措施。

（五）分阶段采取不同的防控措施

1．加强监测，建立“一卡两报”制度。

自2009年4月25日起，各口岸对来自各甲型H1N1流感受影响国家和地区的旅客加强监测，及时发现疑似病例。2009年5月2日，深港两地同时启动健康申明卡“一卡两报”制度，随后对所有入境人员进行体温监测和实施健康申报制度。2010年4月28日起，各口岸入境人员不再填写《入境健康申明卡》，有相关症状人员须主动口头申报并接受检验检疫。

2. 对入境发热病例的转运、交接与管理。

通过健康申报、体温检测等措施，发现来自疫情地区的发热旅客（有发热或呼吸道感染症状者），经检疫人员初步评估后确定需转运的发热病例，检疫人员完整填写《深圳口岸发现有症状人员转诊交接表》，联系120急救车转运至定点的市第三人民医院进行排查、诊疗。

3. 实行驻点流行病学调查及信息报送。

防控早期，医院接到口岸转运过来的发热病例后立即通知市、区疾控中心，由疾控专业人员到现场进行流行病学调查、市疾控中心对样本进行检测和反馈。根据实际工作的需要，2009年5月18日组建第三人民医院驻点现场流行病调查组，6月21日组建南山区人民医院现场流行病调查组，驻点流行病学调查人员和实验室检验人员24小时值班，及时将流调信息通过电子邮件和飞信等方式发送至市卫人委与疾控中心相关领导及市疾控中心传染病防制科。

4. 开展密切接触者隔离医学观察。

在地处偏远、环境优美的度假村设立隔离医学观察点，合理分区，指派由临床、心理、流行病学调查、消毒和护理专业人员组成的工作队，制定了一系列工作指引来规范医学观察工作。在本地散发期，口岸将密切接触者通过120急救车转送过来，由卫生部门进行隔离医学观察和全程监督预防服药。在社区流行期，要求密切接触者自行居家医学观察，不再预防服药。

5. 及时沟通信息，实现信息共享。

检疫部门采集发热病例的相关样本进行初筛，并及时将检测结果反馈卫生部门。卫生部门则及时对发热病例进行流行病学调查、采样检测和临床救治工作，并及时将检测结果和诊断反馈给检疫部门。在社区流行期，卫生部门和检疫部门实现了甲型H1N1流感检测结果的共享和互认。

6. 开展入境人员健康随访。

社区流行期，卫生部门编写健康告知书，由检疫部门印制后在各口岸向入境旅客统一派发，建议进行自我医学观察，一旦发病及时前往指定医院就诊。检疫部门将来自受甲型H1N1流感影响地区的入境旅客信息及时发送给市疾控中心，市疾控中心每日将收到的口岸入境人员相关信息经过初步核实、分类，分送各区疾控中心，由专人通过电话或入户对入境人员进行健康随访和追踪。

7．开展对疫点的处理。

检验检疫部门负责对各口岸和口岸管理交通工具中发生病例的场所的消毒处理。卫生部门则负责病例转运车辆、隔离点、定点医院和病家等场所的终末消毒和随时消毒工作。

（六）建立有症状者自愿返回原居地机制

深圳检验检疫部门与香港卫生署协商，在缓疫阶段对有症状人员进行健康告知，采取有症状者可自愿返回原居地的措施。

四、分析与讨论

（一）决策依据

甲型H1N1流感病毒属新产生的重组变异病毒，疫情来势迅猛，已在全球蔓延。卫生部发布2009年第8号公告，将甲型H1N1流感纳入《中华人民共和国传染病防治法》规定的乙类传染病，并采取甲类传染病的预防、控制措施。同时，纳入《中华人民共和国国境卫生检疫法》规定的检疫传染病管理。国务院确定“外堵输入，内防扩散”的防控策略，严格出入境检验检疫作为全国整个防控工作的首要任务。

质检总局与铁道部等五部委联合印发《关于加强进出境旅客列车防控甲型H1N1流感工作的通知》（国质检卫联〔2009〕175号）；与卫生部等七部委联合印发《关于印发〈甲型H1N1流感口岸卫生检疫流程及操作规范〉的通知》等相关文件。质检总局还以联防联控机制口岸组名义下发《关于做好口岸应对甲型H1N1流感疫情有关工作的意见》和《口岸甲型H1N1流感排查处置技术方案》，强调做好口岸甲型H1N1流感防控的各项工作。

深圳作为一个出入境人员多、人口密度大的国际性城市，深圳出入境检验检疫局与香港卫生署加强沟通合作，保证口岸各项举措做到充分沟通，同步推进。口岸与地方的联防防控工作必须无缝衔接，才能确保入境秩序正常运转。

（二）风险分析

防控前期，深港两地实行“一卡两报”制度，口岸排查的疑似病例和密切接触者分别送定点医院诊治和定点医学观察点隔离观察。深圳坚持实行“外堵输入，内防扩散”的防控措施。然而，2009年6月29日起，港方调整了甲型H1N1流感缓疫阶段的防控措施，随着香港缓疫阶段防控措施的调整，意味着经口岸进入深圳市的输入性病例和密切接触者大量增加，卫生部门面临是否和如何调整防控策略的艰难选择。

在科学研判疫情的基础上，借鉴香港的成功经验，深圳市首先调整密切接触者的医学隔离观察措施，市疾控中心提出建议并经市卫人委批准，密切接触者由在医学观察点集中隔离观察改为居家隔离观察。优势是节省了大量的人力，使医疗卫生人员能返回一线工作岗位参加防控工作，同时节约了大量的物力和资金，避免浪费。但难度在于社会舆论和媒体高度关注疫情，这项措施的调整早于国家的调整策略，如果因此引起疫情的扩散，决策部门将承担一定的风险。

（三）效果分析

驻点流行病学调查人员共对1967名入境可疑甲型H1N1流感患者、1800余名密切接触者、172名重症病例和8名死亡病例进行了流行病学调查。据不完全统计，各级疾控部门共对395名密切接触者实施了集中隔离观察，超过1400名密切接触者进行居家医学观察。全市各级疾控部门累计对107405名入境人员进行了健康状况随访和健康告知工作。

（四）启示

政府高度重视是传染病防控工作取得成功的保障和关键。专业机构收集相关疫情信息及时向卫生行政部门报告，为行政部门决策提供科学依据。适时调整密切接触者集中隔离医学观察改为居家隔离观察措施科学、及时、有效，体现尊重科学的原则。本次甲型H1N1流感疫情的防控成功说明了联防联控机制的建立和有效运转是取得防控工作显著成效的重要保障，多部门合作和联防联控机制的良好运转是传染病预防控制成功的关键，其为今后类似传染病疫情防控工作起到了很好的示范作用。

素材收集及案例编写：谢　旭　梅树江

案例23. 学校甲型H1N1流感防控工作的协调与管理

一、事由

佛山市三水区疾控中心通过“学生健康监护信息系统”发现三水区某小学多名学生因病缺勤，经佛山市、三水区疾控中心进一步开展流行病学调查发现这是一起甲型H1N1流感暴发，2009年6月25日至7月14日，共发现确诊病例19例。

三水区政府迅速组织市、区两级卫生局、教育局、疾控中心及三水区西南街道办、学校多次召开协调会议，研究部署疫情防控工作，并采取了一系列综合防控措施。截至7月14日，19名患者解除隔离医学治疗，59名密切接触者解除隔离医学观察，疫情得到有效控制，没有出现二代病例。

二、背景

三水区西南中心小学暴发疫情是我省继东莞后的第二起学校暴发疫情，也是佛山市第一起学校疫情，该起疫情引起了政府、社会和新闻媒体的广泛关注。南方日报、南方都市报、广州日报、羊城晚报等十余家报刊和网络媒体相继进行了报道。

佛山市教育局要求全市中小学校每天通过“学生健康监护信息系统”报告发热病人的情况，并逐级报告市教育部门和卫生部门。各中小学校把学校卫生工作重点转移到甲型H1N1流感防控中。佛山市委组织部组织佛山市疾控中心专家在佛山市委组织部农村党员远程教育网络上开展甲型H1N1流感防控知识讲座，在公共场所给市民发放宣传单张。

三、决策与措施

（一）政府组织，卫生与教育部门配合开展防控

疫情发生后，疾控中心立即逐级向卫生局报告，同时通报了教育局。随后，区政府多次组织卫生、教育、西南街道办等部门召开协调会议，研究部署疫情防控工作。政府指示各项防控技术措施必须在疾控部门指导下统一开展，教育等其他部门认真落实。各部门相互配合及时采取了一系列有力、有序、有效的防控措施，最大限度地减少了甲型H1N1流感疫情在三水区的传播和蔓延，维护了师生的身体健康，维护了正常的教学秩序。

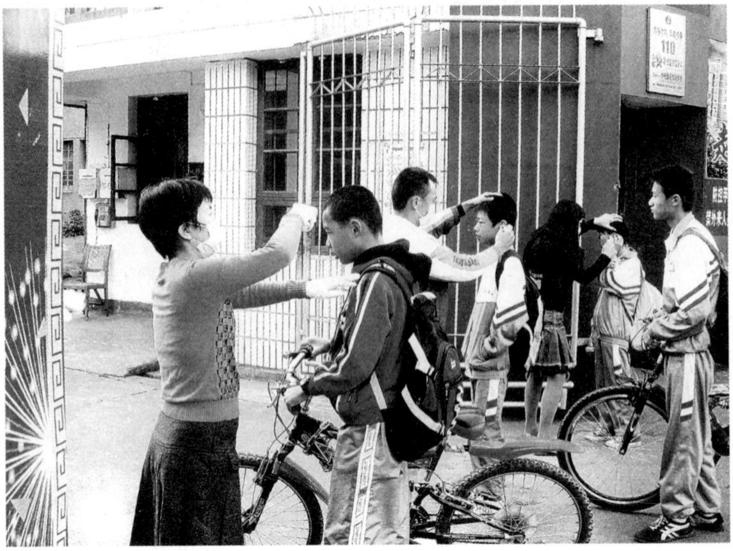

●学校在甲流期间开展晨检。

（二）建立晨检制度，加强疫情报告

在区内所有学校和托幼机构加强晨检和因病缺勤登记报告制度，告知学生及其家长甲型H1N1流感的基本知识，如发现伴流感样症状的学生，立即向当地疾病预防控制机构报告。发生疫情的该小学按照疾控中心要求开展流感样病例统计排查工作，每天通过“学生健康症状监测信息系统”报告学校发病情况。

区卫生局、教育局和疾控中心多次联合开展了全区学校、托幼机构甲型H1N1流感防控工作督导检查。区卫生监督部门也加强了对学校、托幼机构、公共场所落实传染病防控措施的监督检查，加强了医疗机构传染病报告、病例监测、预检分诊、医院感染控制等相关制度落实情况的监督。

（三）隔离治疗病例，开展心理辅导

根据病例的病情及临床医生的建议，病例采取居家或入院治疗。对轻症病例，学校班主任配合社区卫生服务机构落实居家隔离治疗，并配合医生对患者进行心理辅导。

（四）为防止疫情扩散，学校停课

按照教育部、卫生部《学校甲型H1N1流感防控工作方案》及时对疫情进行了风险评估，与教育部门一起，向地方政府提出了停课建议。最终政府决定，自6月27日起全区小学、托幼机构提前放假，初中停课一周。

高中的停课由教育部门根据卫生部门的疫情综合评估后落实。

停课后学校加强了学生或儿童的校外管理，减少或避免其在学校外的相互接触和聚集。培训学校班主任在停课期间按随访登记表，跟踪登记每位学生健康状况，每天上午8：30前与学生联系，了解和落实每位学生的健康状况。区卫生局从市中医院三水分院和三水区疾病防治所抽调20名医护人员，分成10个医疗小组每天对西南中心小学不适学生上门访视排查，进行健康告知，指导学生家庭做好防护工作，并每天下午5：00将访视排查情况报告区疾控中心汇总，逐级报告区卫生局和教育局。

四、分析与讨论

（一）决策依据

疾控中心根据《传染病防治法》和卫生部《甲型流感流行病学调查和暴发疫情处理技术指南（试行）》以及《学校甲型H1N1流感防控工作方案》要求，开展疫情防控工作。协同教育部门建议政府对全区小学和托幼机构放假，初中停课一周。

（二）风险分析

停课的决定是按照卫生部《甲型流感流行病学调查和暴发疫情处理技术指南（试行）》的规定结合实际作出。按规定停课的范围应根据疫情波及的范围和发展趋势，由小到大，如由班级到年级，由年级到全校，由一所学校到多所学校。当时的疫情控制，可仅对疫情发生学校实施停课。但是，卫生、教育部门考虑到甲型H1N1流感特殊性和传播的不确定性，如果不采取全区学校停课措施可能会造成其他学校出现暴发。最终教育部门发出通知，托幼机构和小学提前放假，将小学考试时间调整为下学期进行；初中停课一周，放假时间延后一周；高中学生教学任务重，不采取停课。

由于大范围学校停课或提前放假在本地区实属首创，这些决策势必影响到社会的方方面面，处理不好，可能会造成社会恐慌，对当地经济、社会秩序造成不良后果。

（三）效果分析

在多部门共同努力下，所有病例进行了及时隔离治疗，所有密切接触者进行了居家隔离医学观察，未出现二代病例，没有引起疫情扩散蔓延，该小学疫情得到了及时的控制。整个事件处理中没有对当地社会和经济造成不良影响，当地群众对事件处理反应良好。

（四）启示

学校症状监测在甲型H1N1流感疫情发现中发挥了重要作用。预防与控制学校突发公共卫生事件的发生是教育、卫生部门一项共同的工作任务。佛山卫生部门与教育部门共同开发的“学生健康监护信息系统”平台，在学校建立了学生缺勤及症状监测，在这次甲型H1N1流感疫情中发挥了重要的作用。疾控部门通过这个系统早期发现了甲型H1N1流感的暴发，及时进行了处理，没有造成疫情的传播和蔓延。

完善的联络协调机制是疫情成功处理的保障。学校是突发公共卫生事件的高发场所。2004年1月我国启动了“突发公共卫生事件报告管理信息系统”，数据显示发生在学校的传染病事件占全国传染病事件的64％左右。学校突发疫情具有波及范围广、社会影响力大等特点，因此引起了高度重视。学校一旦发生突发公共卫生事件，如何及时有效地应对和处置，将突发公共卫生事件对青少年儿童身心健康的影响乃至对社会的危害降低到最小程度，也是各级教育、卫生部门的一项十分重要的工作。

卫生、教育部门建立联络及协调机制，对解决学校卫生工作中存在的问题，协调处置学校传染病和突发公共卫生事件具有重要意义。这次学校突发公共卫生事件成功处置归功于健全的联络及协调机制。

素材收集：吴能简

案例编写：吴能简　阮　峰

第二节 重大活动卫生保障

2009年4–5月份，正是美国、墨西哥新型甲型H1N1流感暴发，疫情呈全球扩散蔓延态势之时。广州市已报告输入病例以及由输入病例引发的本地感染疫情，但尚未发现暴发及社区流行。此时广州正迎来了两次大规模的群体性活动——第105届中国进出口商品交易会（广交会）和全市高考。广交会涉及世界各地的外宾达30多万之众，全市高考考生有6万之多。如此大规模人群活动存在着甲型H1N1流感国外输入和导致扩散的极大风险。因此，做好广交会、高考甲型H1N1流感防控工作，是我们面临的新的严峻挑战。省、市卫生行政部门组织专家进行疫情风险评估、防控对策论证，制订了应急方案、下发防病指引，实施“症状监测”、现场督导培训等一系列措施，有效保证了广交会、高考的顺利进行，没有发生暴发疫情，未发现疫情扩散，出色地完成了卫生保障任务。

以下是两次重大活动卫生保障的典型案例，仅供参考。

案例24. 广交会甲型H1N1流感防控策略

一、事由

2009年4月15日至5月7日，第105届中国进出口商品交易会（广交会）在广州召开，广交会期间将会有欧洲、美洲等地30多万参展商与外宾来广州，其中有来自疫区的，他们很有可能将甲型H1N1流感病毒引入我国。为了及时发现甲型H1N1流感疫情，防止疫情在广州传播和蔓延，保障广交会的顺利进行，广州市疾病预防控制中心按照省、市卫生行政部门的部署，拟定了防控工作方案，实施“症状监测”以及相关防控措施。

二、背景

2009年5月1日，中国卫生部将甲型H1N1流感纳入法定乙类传染病管理，并采取甲类传染病的预防、控制措施，甲型H1N1流感疫情实行日报告制度，要求入境人员填报《出入境健康申报卡》，暂停接受墨西哥飞上海的航班。4月28日，国务院专门召开会议，进一步要求严格做好出入境检验检疫工作，特别是加强对来自疫区入境人员的医学排查和处置，加强对来自疫区交通运输工具的检疫查验和消毒处理，采取多种有效措施，严防境外疫情传入中国。

部分媒体对于正在举办的广交会能否顺利进行表示忧虑，在一些人的眼中，那些穿梭、逗留在广州及周边珠三角城市的上万名美洲客商此刻似乎就像一个“定时炸弹”。甚至有媒体担心广东能否安然无恙地避过此次猪流感，广东已悄然回暖的经济会不会再次遭遇“寒流”。

三、决策与措施

2009年5月1日，省卫生厅组织省、市专家对疫情风险进行评估，论证了广交会疫情防控对策，制定了应急方案，决定实施“症状监测”措施，广交会继续如常举办。同时布置广交会各场馆开展甲型H1N1流感的各项防控措施：一是由中国进出口商品交易会负责在琶洲会展中心各入口处设电子体温探测仪，对进入广交会场馆的每位人员测量体温，筛查出体温升高者，再由驻馆的疾控中心技术人员用体温计核实，填写发热病人登记表；二是对来自美国、墨西哥疫区的流感样病例进行咽漱液采样，当天送广州市疾控中心检验。发现疑似人感染猪流感病例，立即报告交易会卫生保障办并送定点收治医院隔离治疗。三是对全市各有关接待酒店工作人员进行培训，要求服务员及时观察和了解接待的外宾健康状况，发现异常症状立即报告辖区县疾控中心，区县疾控中心发现来自疫区的发热患者，立即采集咽漱液，当天送检至广州市疾控中心检测。发现疑似人感染猪流感病例，立即送定点收治医院隔离治疗。

四、分析与讨论

（一）决策依据

5月初，正是甲型H1N1流感向全球扩散之时，当时国内尚未有病例的报告。来自墨西哥、美国的数千名参展外宾，极有可能将甲型H1N1流感引入我国。如广交会期间在展馆、参展人员所住宾馆出现甲型H1N1流感病例甚至暴发疫情，给社会和广州经济带来的影响不可估量。我省成功举办了104届广交会，积累了丰富的卫生保障经验。为此，商务部与省、市卫生行政部门在“相关预案”的基础上，召集相关部门商议于广交会期间，在不影响正常的活动秩序的前提下，在展馆以及参展人员住宿酒店开展甲型H1N1流感防控工作。

（二）风险分析

此项防控措施，其优点在于有效防止病例入馆，最大限度地降低馆内活动造成的疾病的传播、扩散风险。但防控措施中要求，对于发现的发热病例对其采取禁止入馆的措施，对于可疑病例强制送入指定医院进行必要的实验室排查，有可能引发参展人员的不满与抵触，甚至导致外交矛盾。

（三）效果分析

5月3-7日，累计对入馆的327212人进行体温测量，其中墨西哥390人，美国5994人，加拿大2287人。对电子体温＞37.5℃的74人进行腋下体温复测，腋温＞38.0℃共4人，分别为伊朗籍2人，中国参展商2人。发热病例均劝其不要进馆，并安排前往医院就诊。监测未发现甲型H1N1流感病例，持续14天在全市开展的流感样病例症状监测结果显示，流感样病例就诊比例变化稳定。

广交会防控措施的实施，达到了在不影响正常工作秩序的情况下，确保广交会顺利进行的目的，广交会活动未造成甲型H1N1流感疫情的扩散、蔓延。综合考虑该项防控工作，仍存在以下不足：一是对于发热病例的追踪需要进一步完善，二是卫生部门和广交会相关部门的合作、联防联控机制需要进一步加强。

（四）启示

大型群体活动的防控要做到“有法可依”。对于大型活动，人员参与广泛，所以各项防控工作尤其是对于可疑病例的发现以及后续处置工作一定要做到“有法可依”。本案例中，我国政府在5月1日明确将甲型H1N1流感纳入法定乙类传染病，并按甲类传染病管理。所以在交易会期间，对发现的疑似甲型H1N1流感病例以及要求对其在医院进行隔离治疗均有法可依。

做好应急处置的充分准备，是大型活动卫生保障的基本要求。由于事先已经拟定了可疑病例的接诊医院，所以当现场排查中发现外籍参展人员出现流感样症状，很快被已经准备好的转运工具送到指定的医疗机构进行排查和治疗。另外，针对现场可能出现的问题，疾控中心还进行了工作培训，其中包含了现场采样以及用英语和参展人员进行交流等，这样的准备在现场工作中收到了很好的效果。

实施快速实验室检测，是公共卫生保障的重要技术支撑。实验室快速的检测结果，可以确保现场发现的疑似病例得到及时排查。所以，建立实验室快速送检及结果反馈机制对大型活动保障工作有着重要的意义。本次案例中，广州市疾控中心对现场采集的可疑病例咽漱液标本，能及时检测，及时排查。

建立健全症状监测系统，是大型活动卫生保障的重要环节。建立大型群体活动症状监测系统，对保障大型活动的顺利进行是非常必要的。本次案例中，疾控中心要求广交会场馆和接待酒店进行发热及流感样病例的监测，并每日上报监测报表，及时、有效的完成了广交会甲型H1N1流感的监测任务。

要熟悉参加人员的民族习惯、生活习惯、语言特点等，同时注意交流方式，虽然有些工作要求已经有国家法律政策支持，但现场如果态度生硬、不注意表达方式，很容易引起参展人员的不配合甚至抵触等现象。

素材收集及案例编写：王玉林　李铁刚

案例25. 广州市2009年高考甲型H1N1流感防控策略

一、事由

广州市2009年高考于6月7-9日举行，有65000名考生，58个考场，分布在全市各区。时值甲型H1N1流感疫情流行，广东地区以及广州已经出现输入疫情及本地感染病例报告。为了及时发现并有效控制甲型H1N1流感疫情，保障广州地区高考顺利进行，我们进行了拟定高考甲型H1N1流感疫情应急处置预案、下发工作指引、落实考场卫生保障措施等一系列防控工作。

二、背景

（一）政策背景

2009年5月中下旬，教育部办公厅和卫生部办公厅联合发文《关于学校切实做好人感染猪流感防控工作的通知》，要求做好学生人群甲型

H1N1流感的防控工作。高考前夕，我国上海等地拟开展考生体温超37.8℃将进备用考场、电子监控学生健康状况、实施专项电磁环境监测等甲型H1N1防控工作。5月20日，教育部考试中心下发《关于做好2009年国家教育考试卫生安全工作的通知》（教试中心函〔2009〕88号），明确指出高考等国家教育考试规模大、范围广，人员高度聚集，社会关注程度高，各级教育考试机构务必充分认识甲型H1N1流感疫情的防控工作的复杂性、艰巨性，做好充分的思想准备和工作准备，绝不能有丝毫麻痹松懈思想。

（二）舆论背景

部分媒体报道：天气这么热，加上情绪紧张，考生体温有所变化是难免的，到时一不小心，被测温仪“警报”一下，整个考试的心情都没有了。有网友发表了这样的讨论主题：“作为甲型H1N1流感罹患的主体人群——青少年，在高考这样的大规模人群交际活动中，很有可能造成从家长到学生再到社会人群的传播模式，从而导致甲型H1N1流感在高考期间或者高考后期暴发流行，我们的政府正在经受这一场空前的考验。”

三、决策与措施

（一）下发防病指引，开展预防知识培训

6月2日，广东省教育厅、省卫生厅下发《关于做好2009年普通高考、中考期间卫生保障工作的紧急通知》，并制定了高考、中考防控甲型H1N1流感工作指引。广州市卫生局下发《关于下发2009年广州市普通高考考场甲型H1N1流感预防控制工作指引的通知》，要求各级教育、卫生局门要成立高考和中考防控甲型H1N1流感领导小组，建立公共卫生应急与保障机制，并加强健康教育工作，同时，要做好心理辅导，减缓考生对甲型H1N1流感的恐慌情绪。

（二）落实考点卫生保障措施

教育部门和卫生部门联合下发《关于做好2009年广州市全国普通高校招生考试卫生保障工作的通知》，要求各考点学校明确疫情报告人，熟悉报告程序和联系方式，指导学校做好消毒及卫生处理；备用单独考室及相应隔离和防护措施，以备患有疑似传染病或食物中毒且能坚持考试的学生单独考试之用。加强考场室内外环境卫生管理，落实各项防控措施。

（三）做好卫生应急处置工作

制定《广州市2009年全国普通高校招生考试卫生应急预案》：一是市、区卫生行政部门成立高考医疗卫生应急领导小组，指挥全市高考医疗卫生应急工作。二是高考期间各级疾病预防控制中心做好疫情应急队伍的值班安排，随时候命，一旦接到突发公共卫生事件报告，立即赶赴现场调查处理。三是做好高考期间传染病监测，每日向卫生行政部门报告疫情信息。四是做好医疗救治准备，全市各120网络医院急救队伍要处戒备状态，指定市八人民医院、市胸科医院作为传染病救治的后备医院。

四、分析与讨论

（一）决策依据

2009年高考前夕，甲型H1N1流感正在全球蔓延，青少年是该病的高发人群，部分国家已经发生了多起严重的学校暴发疫情。据教育部门统计，我省高考报考人数再创历史新高，报考人数达64.4万人，比2008年增加近3万人，增长4.7%。考试场所学生高度集中，同时应试压力会造成考生抵抗力相对较弱，易患上呼吸道感染等疾病。同时，社会大众对于这种新发传染病存在一定的恐惧心理，如在高考期间有学生罹患甲型H1N1流感甚至出现暴发疫情，必然会引起社会的广泛关注，其带来的社会负面影响将不可估量。

（二）风险分析

此项防控措施，其优点在于做到了“外松内紧”，即在充分评估疫情发生风险的基础上，要求考生“不逐一考前测体温，不提前一小时入场”，表面上，没有给考生及考试的工作人员提出了额外的工作量，实际上却极大提升了医疗卫生工作部门的防控压力，这就要求医疗部门做好医疗救治准备，卫生防疫部门做好考前充分的防控准备、考中应急响应、考毕加强监测等各项工作，投入的人力、物力、精力远远高于其他活动的卫生保障工作。如防控工作不到位，疫情处置不及时，则很有可能造成甲型H1N1流感疫情的传播蔓延，如考生出现重症甚至死亡病例，必然引发社会大众对政府行为的不满。

（三）效果分析

高考期间及高考之后的7天（6月6日至16日），全市哨点医院门诊流感样病例就诊比例为5.22%～6.36%，与过去三年同期监测结果相近，与高考前一周就诊比例相比，未出现明显升高现象。全市报告甲型H1N1流感确诊病例13例，均排除参加高考学生以及高考工作人员。全市各区县疾控中心未接到流感样病例聚集性疫情，未发生食物中毒事件以及水污染事件。

高考期间甲型H1N1防控措施的落实执行，没有影响正常考试程序，没有给考生和家长带来不必要的心理恐惧，全市疫情平稳，未发生聚集性疫情，达到了预期的效果。综合考虑该项防控工作，存在以下不足：一是各部门对于防控工作认识不统一，部分学校重视程度不够；二是部分防控措施在实际执行过程中遇到落实滞后、落实不到位等现象。有些措施初衷较好，但可行性和操作性不太理想；三是多部门的联防联控机制如卫生部门内部医疗和卫生之间，卫生部门与教育部门等信息通报、相互合作以及细化责任分工等仍需要进一步加强。

（四）启示

结合工作方案，有针对性地开展演练是十分必要的。各项防控工作虽然从文件下发层，要求面面俱到，但缺乏模拟演练的实战检验，如果确实出现传染病暴发事件，从学校的发现与报告，现场紧急措施的落实，医疗卫生与教育部门的分工与合作，各项资源的紧急动员，均有可能出现步调不一致等现象。所以，结合应急预案，有针对性地开展演练，是今后工作中不可忽视的内容。

加强业务技术培训，可在一定程度上确保措施落实到位。本次防控工作中现场督导发现，校医在执行防控方案过程中出现了对于方案及指引理解不统一，导致防控工作落实不到位的现象。这就要求在工作前期，要做充分的培训工作，确保一线工作人员认识统一，控制措施落实到位。

防控指引和工作预案要充分考虑实际的可操作性。本次防控工作中，起初在制定技术指引时，要求每个监考老师每场考试前逐一对所有参考学生进行腋窝体温测定，试想，每个学生体温测定需要至少3分钟，两位老师同时测定40名学生至少需要1个小时，显然，该项措施对于学生心理有很大的影响，且可操作性也存在一定的难度，该措施被及时调整。

加强部门沟通，强化联防联控，是基本保障。本次防控中，在前期的现场督导以及高考期间的卫生保障工作中，均有卫生部门和教育部门的联合参与，这样既可保证现场发现问题的及时解决，又在一定程度上统一了各部门的认识与理解，使得甲型H1N1流感防控措施及时有效地落到实处，成功保障了高考的顺利进行。

素材收集及案例编写：李铁刚　王玉林

第六章

媒体沟通与健康教育

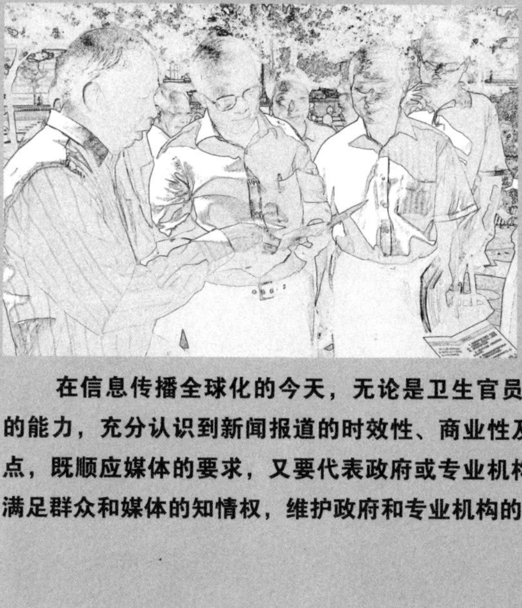

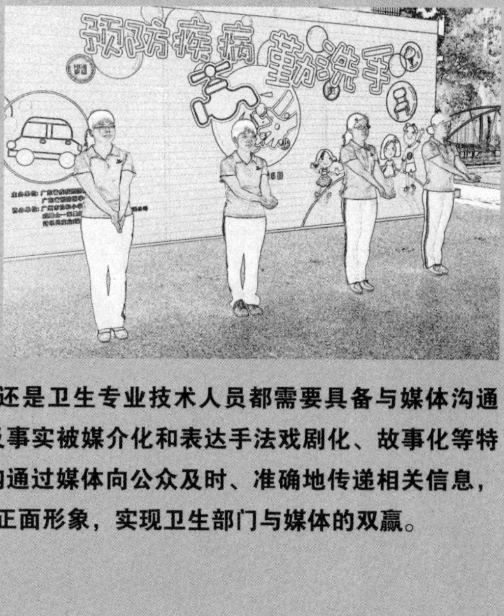

在信息传播全球化的今天，无论是卫生官员还是卫生专业技术人员都需要具备与媒体沟通的能力，充分认识到新闻报道的时效性、商业性及事实被媒介化和表达手法戏剧化、故事化等特点，既顺应媒体的要求，又要代表政府或专业机构通过媒体向公众及时、准确地传递相关信息，满足群众和媒体的知情权，维护政府和专业机构的正面形象，实现卫生部门与媒体的双赢。

2009年的甲型H1N1流感疫情是全球进入21世纪后发生的首次世界性流感大流行，对于这样一种突然发生、与公众健康密切相关的新发传染病，及时地、有针对性地开展健康教育工作和做好媒体沟通不仅对控制疫情起着至关重要的作用，对于维护社会稳定也发挥着不可估量的作用。

从世界卫生组织2009年6月11日宣布全球进入甲型H1N1流感大流行到2010年8月10日宣布流感大流行结束，本次流感大流行持续了14个月。在甲型H1N1流感的不同流行阶段，公众的心理变化和对信息的需求是不同的，因此，作为卫生部门应不断地调整健康教育的策略和重点，针对不同的目标人群采取有区别的健康教育方法，做到有的放矢、最大限度地满足群众对健康信息的需求，安抚群众不良情绪，发挥健康教育应有的作用。

在信息传播全球化的今天，无论是卫生官员还是卫生专业技术人员都需要具备与媒体沟通的能力，充分认识到新闻报道的时效性、商业性及事实被媒介化和表达手法戏剧化、故事化等特点，既顺应媒体的要求，又要代表政府或专业机构通过媒体向公众及时、准确地传递相关信息，满足群众和媒体的知情权，维护政府和专业机构的正面形象，实现卫生部门与媒体的双赢。在甲型H1N1流感疫情的媒体沟通中，卫生主管部门应在法律授权的范围内及时发布相关信息，以起到化解疑问、澄清事实、满足公众知情权的目的。虽然我省各级卫生部门一直高度重视媒体沟通工作，但由于医学的专业特殊性等原因，各级卫生部门在媒体沟通中也还存在着有待提高的地方。

本章分媒体沟通和健康教育两部分展示广东省在甲型H1N1流感防控中所做的相关工作。

第一节　媒体沟通

本节通过阐述首例甲型H1N1流感病例和首例甲型H1N1流感死亡病例发生后的媒体沟通经过，剖析广东省在甲型H1N1流感防控中的媒体沟通经验。

案例26. 广东省首例甲型H1N1流感病例的新闻发布

一、事由

2009年5月18日，经省疾控中心实验室复核和省级专家组会诊，广州市一例输入性可疑甲型H1N1流感病例被诊断为输入性甲型H1N1流感疑似病例，随即，广东省卫生厅向卫生部、省委、省政府报送了《关于广州市发现一例甲型H1N1流感疑似病例的初步报告》。省委、省政府高度重视，雷于蓝省长亲临省卫生厅现场办公，听取相关情况报告，研究部署下一步甲型H1N1流感防控工作，并赴广州市第八人民医院亲切看望患者和医护人员。根据卫生部诊断程序，各省第一例病例需中国疾控中心复核检测，18日当晚，该疑似病例的标本由CA1328航班送往中国疾病预防控制中心复核。19日10：59，卫生部通报广东省首例甲型H1N1流感疑似病例被确诊。这是我省首例输入性甲型H1N1流感病例。11：05，广东省卫生厅、广东出入境检验检疫局、广州市卫生局联合召开新闻发布会，通报确诊病例相关情况和防控工作措施。

●2009年5月8日，广东省人民政府李容根副省长指导甲型H1N1流感防控的宣传教育工作。

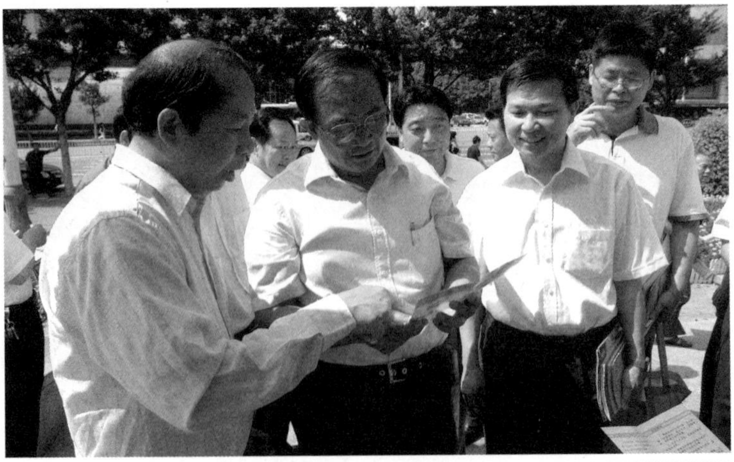

二、背景

在甲型H1N1流感防控的初期，国家采取“外堵输入，内防扩散”的策略，对各省首例病例的新闻发布采取经卫生部批准后省级卫生行政部门发布的方式。自从四川省报告我国大陆首例甲型H1N1流感病例以来，媒体高度关注各地首例病例的情况，群众也十分关注甲型H1N1流感信息的发布情况，出现境内外媒体24小时守候在收治首例甲型H1N1流感病例的广州市第八人民医院，以期猎取到病例信息的蛛丝马迹的盛况。一时间，媒体对甲型H1N1流感的关注热度空前。

三、决策与措施

一是坚持及早如实公布信息的原则。广州市报告发现首例甲型H1N1流感可疑病例后，广东省卫生厅高度重视，黄飞副厅长立即召开厅办公室、应急办和省疾控中心负责同志会议，研究病例信息发布策略，以及信息发布后可能出现情况的应对，明确了争取卫生部支持，及早如实发布的原则。

二是做好媒体沟通的各项准备。及时与卫生部联系，努力争取卫生部对我省传媒新闻需求特点的了解和支持，并书面请示卫生部同意我省发布疑似病例的信息，并准备好新闻通稿。卫生部对我省甲型H1N1流感防控工作十分关心，在接到我省请示后，2个小时后即批准我省发布疑似病例信息。这也是我国首次以甲型H1N1流感疑似病例发布的信息。

三是做好新闻发布会准备工作。在我省标本送中国疾控中心复核的同时，我省连夜准备该病例确诊后的新闻发布工作。经请示卫生部和省政府，决定以广东省卫生厅、广东出入境检验检疫局、广州市卫生局联合举办新闻发布会的形式发布。连夜做好新闻发布会会场布置、情况通报稿、媒体关注的热点问题等准备工作，做好随时发布信息的准备。

四是有序组织新闻发布。我厅密切关注病例确诊情况，与卫生部应急办保持热线联系。19日10：00，黄飞副厅长主持召开发布成员的会议，统一思想和分工，评估发布会可能遇到的困难，明确信息发布程序、内容、原则和注意问题。19日10：59，卫生部通报广东省首例甲型H1N1流感疑似病例被确诊。11：05广东省卫生厅、广东出入境检验检疫局、广州市卫生局就立即联合召开新闻发布会，通报确诊病例相关情况和防控工作措施，并接受媒体的提问。整个新闻发布会持续了一个小时，取得了良好的效果。

四、分析与讨论

（一）决策依据

依法发布突发公共卫生事件和传染病信息，是保障每个公民知情权，充分动员全社会支持和参与疫情防控的关键。根据当时甲型H1N1流感是乙类传染病并按照甲型H1N1流感传染病管理，必须国家授权我省才能发布。由于该病例是我省首例病例，也是首例通过口岸检验检疫发现的病例，这必将使该病例成为各界普遍关注的焦点，特别是媒体追逐的热点。如果不主动及时如实发布权威信息，必将给一些非主流途径的信息占领媒体阵地，可能会导致不实消息传播，甚至是谣言的出现，引起社会各界的恐慌，对甲型H1N1流感防控带来不利的影响。基于上述原因，省卫生厅决定争取卫生部支持，第一时间举行联合新闻发布会，及时、主动向新闻媒体和公众发布权威信息。

（二）风险分析

主动、及时、如实公布首例甲型H1N1流感病例信息，让公众及早得到权威部门的正确信息，全面了解事件真相，有利于正确引导舆论，消除群众不必要的猜疑，维护经济社会稳定。信息发布，关键是要把握好时机和内容，一旦决策不当或错失时机，就可能引起非主流消息漫天飞，造成人心不稳和社会骚动，严重影响社会秩序和防病工作开展。

（三）效果分析

及时召开了首例病例新闻发布会，第一时间公布了病例相关权威信息，统一了信息口径，有效引导了正确媒体导向，全部媒体均按照预期的方向进行准确、全面、客观的报道，使公众第一时间了解到权威信息，避免了社会恐慌，充分展示了卫生行政部门和检验检疫机构驾驭媒体信息和战胜甲型H1N1流感的信心和能力。

（四）启示

一是及时、准确、全面、客观地向社会发布突发公共卫生事件或传染病疫情信息，有利于稳定公众情绪，维护社会稳定，是战胜甲型H1N1流感的有力保障。

二是突发公共卫生事件或传染病信息发布，必须遵循媒体的客观规律，把握好发布时机，统一信息口径，规范发布程序、内容和原则。

素材收集及案例编写：李观明

案例27.广东省首例甲型H1N1流感死亡病例的媒体沟通

一、事由

2009年11月13日10时，东莞市疾病预防控制中心按市卫生局的要求，对市人民医院一死亡病例进行流感病毒核酸检测。当天16时，东莞市疾病预防控制中心实验室初步检测结果为甲型H1N1流感病毒核酸阳性。11月14日下午，省卫生厅组织省临床专家组对该死亡病例进行会诊，该病例的死亡诊断为：1．中枢性呼吸循环衰竭；2.脑水肿，颅内高压；3.中枢神经系统病变；4．甲型H1N1流感。该名死于11月12日20时20分的甲型H1N1流感病例成为广东省首例甲型H1N1流感死亡病例。

二、背景

（一）政策背景

2009年11月4日，卫生部下发了《卫生部办公厅关于做好甲型H1N1流感死亡病例报告工作的通知》（卫发明电〔2009〕236号），调整了甲型

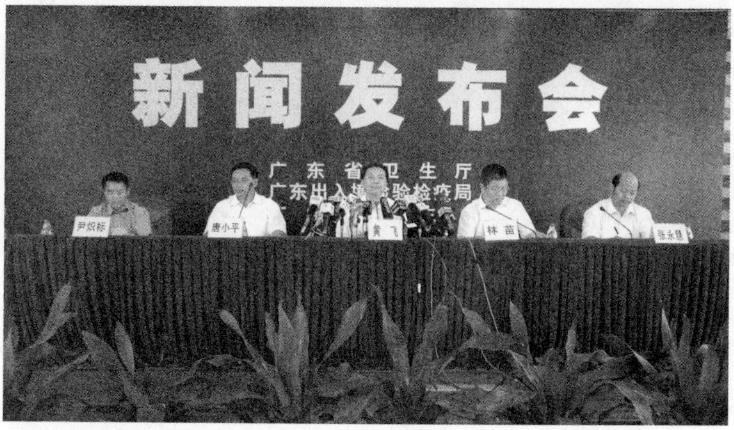

●2009年5月19日，广东发现首例病例后，广东省卫生厅、广东出入境检验检疫局和广州卫生局联合召开新闻发布会。

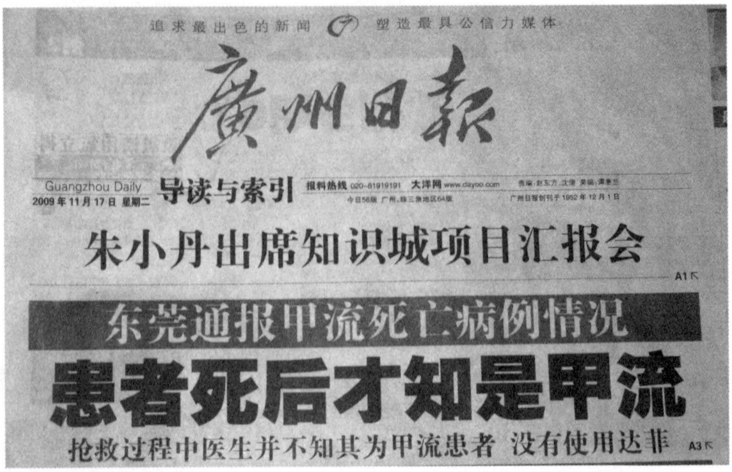
追求最出色的新闻　塑造最具公信力媒体

广州日报

Guangzhou Daily

2009年11月17日 星期二

导读与索引

朱小丹出席知识城项目汇报会 A1

东莞通报甲流死亡病例情况

患者死后才知是甲流

抢救过程中医生并不知其为甲流患者 没有使用达菲 A3

●广东省首例甲型H1N1流感死亡病例新闻报道。

H1N1流感死亡病例统计方式：凡甲型H1N1流感病毒实验室检测阳性者、甲型H1N1流感临床诊断病例、确诊病例在一个连续的治疗过程中死亡的，不论有无基础疾病，是否混合其他细菌、病毒等病原微生物感染，均纳入死亡病例报告范围。

（二）舆论背景

自从甲型H1N1流感被发现以来，甲型H1N1流感相关信息一直是群众关注的热点，也是新闻媒体争相报道的热点之一，特别是在7月17日毗邻广东省的香港报告了首例甲型H1N1流感死亡病例和8月8日广东省报告了全国首例甲型H1N1流感重症病例后，人们对甲型H1N1流感死亡病例的相关信息尤为关注。进入2009年9月以后，全国和我省都进入了甲型H1N1流感社区流行期，关于学校甲型H1N1流感暴发疫情的报道几乎天天见诸报端，学校又成为大家关注的重点场所。2010年5月，以“甲型H1N1流感”作为关键词搜索可以搜索到相关报道约27万篇，“甲型H1N1流感死亡”相关新闻15000多篇。

在东莞市出现我省首例甲型H1N1流感死亡病例前，新闻媒体报道较多的是各地聚集性疫情及部分省市死亡病例的情况。其中，西藏卫生厅2009年10月6日通报该自治区出现首例甲型H1N1流感死亡病例，这是我国首次有甲型H1N1流感死亡病例报道。其后，青海、新疆、北京、黑龙江、湖南等地陆续出现甲型H1N1流感死亡病例报道。卫生部通报，截至

11月13日，我国内地31个省（区、市）累计报告65927例甲型H1N1流感确诊病例，死亡43例。在11月15日前，广东省无甲型H1N1流感死亡病例报告。

三、决策与措施

在广东省卫生厅于11月15日晚通报了该死亡病例后，为了保障媒体和群众的知情权，消除社会恐慌，东莞市卫生局当晚决定于11月16日下午召开媒体见面会。为此，东莞市卫生局甲型H1N1流感防控新闻信息组当晚立即召开紧急会议。会上确定了媒体见面会的时间和地点、拟邀请的媒体、参加见面会的专家名单、见面会上发布的主要信息等，并指定专人跟踪媒体见面会后的新闻报道，及时把各个媒体的新闻报道情况汇总，对报道产生的社会影响进行评估，总结媒体见面会的成功经验和不足的地方。

四、分析与讨论

（一）决策依据

按照当时卫生部和各省卫生厅的通行做法，对每一例甲型H1N1流感死亡病例都进行通报。而本例死亡病例又具有如下特点，使其必然成为媒体关注的焦点：1.这是广东省首例甲型H1N1流感死亡病例；2.死者是正处于花季的学生，该人群是社会关注的焦点；3.死者生前无基础性疾病、病程很短、以中枢神经系统症状为主。

鉴于此，若东莞市卫生局不及时、主动地向媒体通报相关情况、发表权威信息，必然会导致不实报道，甚至是谣言的出现，引起社会各界的恐慌，对卫生系统带来负面的影响。因此，东莞市卫生局决定在16日下午举办媒体见面会，及时、主动向新闻媒体和公众发布权威信息。

（二）风险分析

在关键时候，让媒体和公众听到政府部门的权威信息，让群众了解事件的真相，解除群众的疑惑，避免群众的恐慌，正确引导舆论方向。可以预见，东莞市卫生局安排负责新闻发布的新闻助理和负责甲型H1N1流感防治的专家与众多媒体见面，在见面会上稍有不慎，一些在甲型H1N1流感防控工作中欠完善的问题极有可能被某些媒体放大，并带来负面影响。

东莞市卫生局及时通过媒体见面会向公众发布真实、权威的信息，既是卫生部门应尽的责任，也是对公众、对社会负责任的一种做法。此外，为了尽量减少本次媒体见面会可能带来的负面影响，同时体现发布信息的权威性，东莞市卫生局安排了一名局新闻助理同时也是东莞市甲型H1N1流感防控技术专家组副组长和一名参与该例死亡病例救治工作的呼吸内科资深专家同时也是东莞市甲型H1N1流感救治技术专家组组长参加媒体见面会。

（三）效果分析

在召开媒体见面会后，多数媒体对事件进行了及时、准确、全面、客观的报道，让公众及时了解了真实信息，避免了社会恐慌，树立了卫生系统尽责、有为的正面形象。但也有个别媒体为了吸引公众眼球，利用参与媒体见面会的专家在媒体沟通技巧方面的欠缺之处大做文章，以“广东首例甲型流感死亡病例去世后才被确诊”作为标题，以“抢救过程未使用达菲”、“死者所在学校并未停课”、“早用达菲可避免死亡？”、“救治过程存在漏洞?”等作为副标题进行报道，随后该报道被国内大量媒体转载。

（四）启示

应注重培训，提高媒体沟通能力。近年来，各省、市卫生行政部门相继建立了“新闻发言人”制度，并取得了良好的社会成效。但任命的新闻发言人或新闻助理多为兼职，本身是从事卫生管理或其他专业工作，未接受过关于媒体沟通方面的系统的、专业的培训；此外，公共卫生事件往往涉及到医学的多学科，专业性又很强，因而有时还需要某一领域的专家去直面媒体，这些专家大多也存在对新闻媒体的本质认识不到位、媒体沟通技巧欠缺等缺点。若接受采访的人未接受过严格系统的媒体沟通方面的训练，稍有不慎就会被误解并造成严重的不良影响。因而各级卫生行政部门应高度重视和加强对新闻发言人、新闻助理的培训，同时应在各个专业领域选择一些专业水平高、思维敏捷、表达能力强、富有亲和力的专家进行有意识的培训，以便做到一旦有需要可以做到“召之即来，来之能用，用之效佳”，提高卫生系统的媒体沟通能力。

应加强与媒体日常沟通，建立良好合作关系。近年来，随着新闻媒体的日渐发达、新闻报道的日渐放开，媒体的触角已伸至社会生活的每一个角落。一些单位或个人因各种原因吃了媒体的苦头而提出了“防火防盗防记者”的口号。事实上，媒体是我们的合作伙伴，是卫生系统与群众沟通的桥梁，双方合作得好是可以实现双赢的。平常应加强与媒体的沟通，让媒体的记者们能了解卫生部门的工作内容、特点、压力等，这样一旦发生突发公共卫生事件便很容易与记者沟通并通过他们与公众有个良好的交流。

应善用第三方意见。在本例死亡病例报道见诸媒体后，确实有个别媒体和一些网民质疑东莞市在甲型H1N1流感防治上存在漏洞。随后，中国工程院院士、时任中华医学会会长的钟南山发表公开讲话，认为东莞市能不畏压力，在病例死亡后开展甲型H1N1流感检测，体现了东莞市卫生部门科学、负责、敢为的精神，并号召其他地方向东莞学习。在学术界享有盛誉的钟院士的公开讲话很大程度上减少了媒体和公众对东莞市卫生部门的质疑，减轻了东莞市卫生部门面临的压力。这提示我们在重大事件发生后，若能善用第三方意见，将可能带来意想不到的良好效果。

对重大事件的新闻采访应建立发稿前审稿制度，以避免出现严重报道不实从而对卫生系统形象造成严重影响。

素材收集及案例编写：张巧利　曾四清

第二节　健康教育

案例28. 健康教育与公众咨询

一、事由

甲型H1N1流感是一种新发传染病，疫情发生后，公众和媒体缺乏认识，高度关注。省疾病预防控制中心不断接到公众和媒体打来的咨询电话和采访要求。国内外的发病情况如何？该病有哪些症状？它是如何传播的？有多大的危害？该如何预防？等等。这些都是公众和媒体十分关心的问题。如果不尽快开展大众健康教育，并动员媒体与公众参与，向公众宣传普及甲型H1N1流感防治科普知识，采取正确的预防措施，就可能引起公众的担忧甚至恐慌，也不利于联防联控措施的落实。以维护公众健康为核心，采取了一系列防控措施，开展形式多样的健康教育活动，广泛宣传甲型H1N1流感防控基本知识和预防措施，是有效防控甲型H1N1流感，保障公众健康，维护社会稳定的重要措施之一。

二、背景

（一）政策背景

国务院总理温家宝2009年4月28日主持召开国务院常务会议，研究部

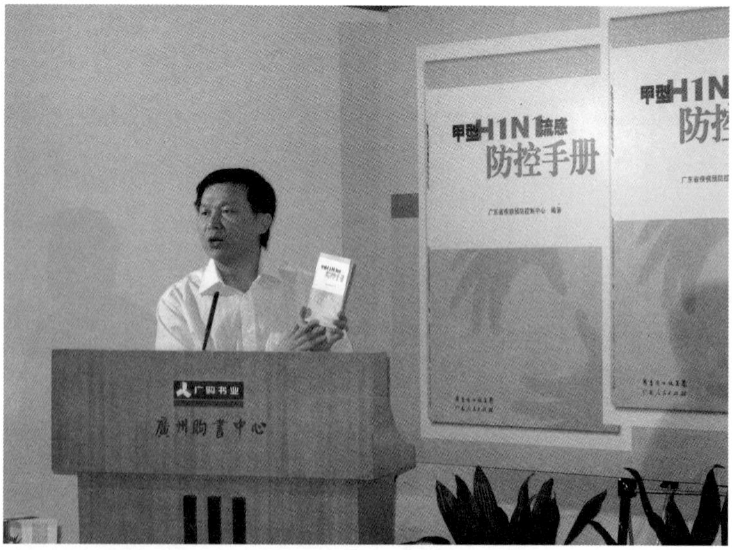

●2009年5月9日，广东省卫生厅黄飞副厅长出席全国首本甲流普及读物《甲型H1N1流感防控手册》的新书发布仪式。

署我国加强人感染猪流感预防控制工作。会议制定了八项重点工作，部署之一是要求做好人感染猪流感防治知识宣传普及工作。让人民群众广泛了解人感染猪流感是是可防、可控、可治的，提高群众自我保护意识和防病能力，提高群防群控。要及时准确地发布疫情信息，为公众解疑释惑，正确引导社会舆论。

2009年5月2日，卫生部新闻办公室发出《关于做好甲型H1N1流感疫情新闻宣传和舆论引导工作的通知》（卫新宣函〔2009〕50号），要求各地做好公众宣传和信息发布工作。各地卫生部门要与宣传部门密切配合，做好健康教育工作，广泛宣传预防知识。各地在抓好疫情防控的同时，要广泛、深入开展好爱国卫生运动，广泛动员社会公众积极、自觉参与疾病预防，提倡健康生活方式和全民健身，增强全民体质，养成良好的卫生习惯。5月27日，卫生部办公厅发出《关于进一步加强甲型H1N1流感防控工作的通知》（卫发明电〔2009〕89号），发布了《甲型H1N1流感预防干预措施应用技术指南（试行）》，要求各地采取多种形式加强对甲型H1N1流感防控知识及防控措施的宣传，提高公众的防治意识。同时，发布了健康教育和宣传的要点。6月11日，卫生部办公厅印发《社区甲型H1N1流感暴发流行控制工作方案（试行）》（卫发明电〔2009〕99号），要求各地及时公布疫情和防控措施信息，加强区域内的信息公布和通告工作；要利用多种形式广泛开展健康教育和风险沟通工作；做好媒体沟通工作，发挥媒体传播信息和引导舆论的作用。

2009年9月15日，卫生部印发《2009年秋冬季甲型H1N1流感疫苗预防接种指导意见》（卫疾控发〔2009〕87号），对甲型H1N1流感疫苗的免疫程序、接种人群、时间、疫苗管理、接种实施、接种后异常反应监测和处理、督导和评价等提出了具体的指导意见。

2009年5月1日，广东省卫生厅印发《广东省流感大流行卫生应急预案（试行）》（粤卫明电〔2009〕37号）。《预案》要求，流感大流行时各级疾控中心要大力开展健康教育和咨询。5月3日，广东省卫生厅调整防控甲型H1N1流感专家组，将健康宣教纳入流感防控专家组的主要职责之一。7月6日，广东省卫生厅印发了《广东省甲型H1N1流感社区防控系列指引》（粤卫明电〔2009〕68号），包括：广东省甲型H1N1流感家庭预防指引、公共场所预防指引、小学及托幼机构防控指引、大学与中学防控指引、农村预防控制指引、公共交通工具防控工作指引、企事业单位防控工作指引、养老院防控指引、福利院防控指引、确诊病例居家治疗指引、社区流感样病例家居治疗指引和密切接触者居家医学观察指引等。7月21日，广东省卫生厅印发《广东省预防控制甲型H1N1流感大流行健康教育工作指引（试行）》和《预防控制甲型H1N1流感健康教育要点》（粤卫〔2009〕78号）。《指引》的主要内容包括目的、工作原则、工作指引和工作保障；《健康教育要点》的主要内容包括对甲型H1N1流感基本情况的认识、普通健康人群预防行为、分类就诊措施和出行或旅行建议等几个方面。

2009年10月29日，广东省卫生厅印发《广东省2009年秋冬季甲型H1N1流感疫苗接种工作方案》（粤卫明电〔2009〕106号），要求各地要按照公开、透明、科学、客观的原则，充分利用报纸、广播、电视、网络等多种途径，认真做好甲型H1N1流感疫苗接种的宣传和舆论引导。各有关部门在宣传动员工作中要注意回应群众关心的热点问题，为疫苗接种工作顺利开展营造良好舆论氛围。

（二）舆论背景

甲型H1N1流感的暴发，引起世界卫生组织、各国政府、专业机构、新闻媒体和广大公众的高度关注。自从甲型H1N1流感疫情发生以来，相关信息一直是公众关注的热点，也是新闻媒体争相报道的热点。

4月27日，世界卫生组织（WHO）在其官方网站（www.who.int）上发布了《关于甲型H1N1流感的常见问题》；4月28日，CCTV1焦点访谈播出《严防猪流感疫情》；4月29日，广州日报报道《广东SARS团队重出江湖迎战猪流感》。从此，大量关于甲型H1N1流感的报道和健康教育宣传材料出现在各种报纸、电视、网站等大众媒体。

在输入散发期，媒体报道和公众关注的重点是全球疫情扩散情况、中国政府的重视程度、“联防联控”政策和“围堵”策略、各地采取的措施、甲型H1N1流感的基本知识和预防措施等。例如，新华网4月28日报道，《胡锦涛就做好防范人感染猪流感疫情工作作指示》；中新网4月28日报道，《温家宝主持国务院常务会议部署猪流感防控工作》；中央电视台相继播出了《全球紧急拉响猪流感警报》、《甲型流感扩散增强，中国防控严阵以待》、《疫情防控有序进行》和《甲型H1N1流感，你了解吗？》等；中国卫生部网站发布了《甲型H1N1流感科学常识》等；中国疾控中心网站发布了《预防甲型H1N1流感的常见问答》、《应对甲型H1N1流感——对公众旅行的临时建议》、《预防控制甲型H1N1流感宣传知识要点》、《孕妇、慢性病患者等特殊人群防流感攻略》、《最新甲型H1N1流感公众咨询问题解答》和《我国极有可能出现二代病例但公众不必惊慌》等。

自6月19日东莞市石排镇中心小学发生聚集性病例疫情后，广东省先后在江门、佛山和广州等市多个学校发生聚集性病例疫情。从此，所谓“甲型H1N1流感社区暴发”引起媒体的高度关注。例如：6月29日，广州日报报道《珠三角地区进入甲型H1N1流感社区暴发期》；新快报报道《甲型H1N1流感社区暴发，广州成一类风险城市需防死亡病例》；网易（http://news.163.com）报道《广东进入甲型H1N1流感社区暴发初期》；腾讯网（http://news.qq.com）报道《“珠三角已进入甲型H1N1流感社区暴发期”消息引起广泛关注，公众无需惊慌》。6月30日，中国新闻网报道《“甲型H1N1流感社区暴发”引关注，专家呼吁公众勿惊慌》。

这一时期的主要防控策略是防止社区传播。中央电视台围绕“社区防控”相继播出了《甲型H1N1流感防控进入新阶段》、《把公民的健康风险降到最低——各部门联防联控应对甲型H1N1流感》、《专家提醒公众应积极参与防控》、《甲型H1N1流感警戒升至最高，防控形势更加严峻》、《我国防控重点转向社区》、《如何防控甲型H1N1流感社区暴发》、《聚集性甲型H1N1带来防控新挑战》和《甲型H1N1流感防控转入持久战》等专题。中国疾控中心网站发布的主要内容是《二代病例出现之后》、《专家谈防控甲型H1N1流感二代病例》、《流感大流行上升为第六级相关问题解答》、《专家透视我国最新甲型流感防控形势》、《甲型H1N1流感聚集性病例现身学校的警示意义》和《揭开甲型H1N1流感疫苗的神秘面纱》、《医用外科口罩即可满足甲型H1N1流感个人防护需求》等。

甲型H1N1流感进入社区流行期和疫苗开始投入使用后，公众和媒体关注的重点是自己患的“感冒”是否就是甲型H1N1流感？要不要接种疫苗？疫苗是否真的有效？安全性如何？例如，11月3日，中国青年报报道《甲型H1N1流感来袭，公众的生活有哪些调整？》和《感冒的人很多，怎么才能知道是不是甲型H1N1流感？》。同时报道，10月底，中国青年报对全国31个省（区、市）4630人所做的调查显示，88.3％的人表示关注当时的甲型H1N1流感疫情，其中45.0％的人“十分关注”；12月3日，新浪网（http://blog.sina.com.cn）报道，甲型H1N1流感疫苗的安全性问题再次成为公众关注焦点，人们纷纷质疑甲型H1N1流感疫苗到底安不安全。中国卫生部网站9月23日和10月26日发布了两期《甲型H1N1流感疫苗预防接种知识答问》。

在甲型H1N1流感防控各个阶段，卫生部、广东卫生厅等卫生行政部门就防控甲型H1N1流感防控有关情况及疫苗预防接种工作分别举办了多期新闻发布会或答记者问。

三、决策与措施

（一）健康教育策略

广东省开展防控甲型H1N1流感健康的基本策略是坚持政府领导，多部门参与；坚持大众传媒的舆论主导作用，积极引导公众；加强对相关部门的技术支持和指导；根据疫情的发生和发展阶段有计划有步骤地开展针对性的健康教育活动。

5月份以前主要防控策略是防止病例输入和本地散发。健康教育的策略是利用多种渠道和方式，快速向公众传播甲型H1N1流感的基本知识和预防措施，宣传国家相关的政策和采取的应对措施。

6月份以后防控重点是防止暴发和社区流行。健康教育的策略是重点宣传做好应对社区出现暴发或流行的准备工作，动员全社会参与；启动社区健康教育工作，加强群众的自我防护意识教育，普及甲型H1N1流感防控知识，消除公众恐慌。

10月份以后，积极配合甲型H1N1流感疫苗接种工作开展宣传，宣传解读甲型H1N1流感疫苗接种政策，宣传普及疫苗接种知识；对群众关心的热点问题进行正面引导，加强舆情监测，正确引导舆论导向，保证社区防控措施的进一步落实和接种工作顺利实施，避免群众恐慌，维护社会稳定。

（二）主要措施

主要措施包括：快速设计制作简单的宣传材料并通过多种渠道发放，使重要信息尽快进入千家万户；充分利用网络、电视、报纸等大众媒体作为宣传工具，在短时间内将重要信息覆盖到城乡社区人群；运用电话咨询和电视专题讲座等方式，对有关人员进行重点辅导，解答疑问，传播知识，疏导情绪；对重点场所和重点人群开展有针对性的健康教育宣传活动。

1．快速开通热线咨询电话。

根据卫生部12320工作领导小组办公室《关于认真做好人感染猪流感咨询报送工作的通知》（卫12320办函〔2009〕6号）要求，认真组织受理有关预防甲型H1N1流感咨询、举报电话，积极做好宣传教育咨询服务和情况报送工作。

从2009年5月2日开始，广东省疾控中心开通预防甲型H1N1流感咨询热线电话，成立专门的热线电话值班小组，安排专业人员24小时咨询电话值班。值班人员上岗前接受了专题培训，重点培训咨询服务内容、方法、技巧、记录、报告和注意事项。建立值班管理制度，做好咨询服务、记录、报告和汇总分析。组织专业人员基于对甲型H1N1流感的现有认识和国家现有的防控政策措施，编写《甲型H1N1流感社区防控公众咨询问答手册》供值班人员参考。每日向卫生行政部门报告咨询、举报情况。定期对公众关心的咨询问题进行分类汇总分析，并根据分析结果和甲型H1N1流感流行形势的变化，以及防控措施的不断调整完善，及时更新咨询资讯，提高咨询服务的针对性和效果。

2009年5月5日，广东省卫生厅统一向社会公布广东省各地主要卫生部门甲型H1N1流感咨询电话。

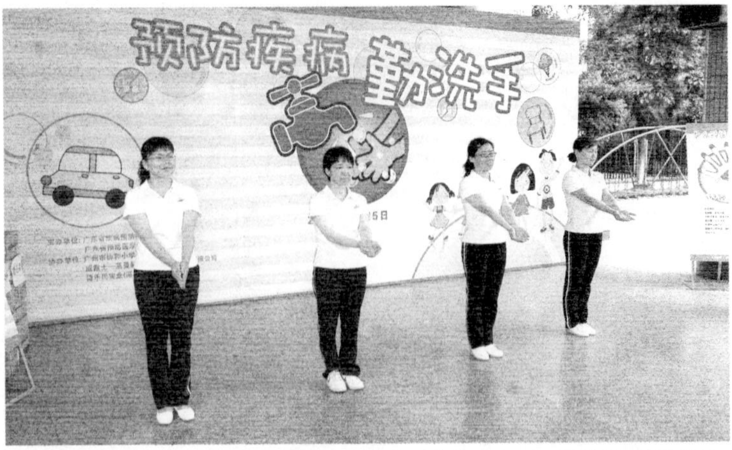

广东省疾病预防控制中心专业人员向学校学生们示范世界卫生组织推荐的“六步洗手法”。

据统计，2009年5月2日至7月15日间（共75天），广东省疾病预防控制中心热线电话接受甲型H1N1流感咨询1292人次，咨询有关问题1480个。分析显示，甲型H1N1流感不同防控阶段，公众所关心的问题不尽相同。说明随着疫情形势的发展和防控工作的全面深入展开，通过及时的疫情信息发布和健康宣传，公众对甲型H1N1流感的疫情形势、预防措施和接触者判定越来越了解；对“症状表现”、“隔离治疗政策”等方面内容的咨询占问题分类的构成比逐步上升，说明公众越来越关心对甲型H1N1流感的自我“诊断”能力和有关的医疗保障政策措施。

2. 及早制作印发甲型H1N1流感宣传海报和折页。

2009年5月5日，广东省疾控中心设计制作并印发了《科学预防甲型H1N1流感》海报2.2万张、《预防甲型H1N1流感》宣传折页22万份分发给各市。同时，专门发出通知要求各地确保宣传资料的科学分发和有效利用，要求各市疾控中心要及时将宣传材料分发至下级疾控中心、集体单位、公共场所、社区和乡村，督促各单位、社区和乡村在宣传栏或醒目位置处张贴海报，做好向重点人群及城乡居民进行宣传折页的派发工作。

3. 及时编写《甲型H1N1流感防控手册》。

为做好甲型H1N1流感防治科普知识宣传工作，广东省疾病预防控制中心广东省人民出版社联合及时编写出版了《甲型H1N1流感防控手册》，共印发5万册。这是全国一本甲流普及读本，2009年5月9日，在广州购书中心举办了《甲型H1N1流感防控手册》首发式暨赠书仪式。该书是专家在跟踪WHO、美国CDC发布的疫情情况和最新防治指南的基础上，结合广东防治“非典”和人禽流感经验迅速编写而成的，是全国首部出版的甲型H1N1流感防控科普著作。主要内容包括：认识甲型H1N1流感、甲型H1N1流感的传播途径、如何预防甲型H1N1流感和如何医治甲型H1N1流感。同时，附录了广东省各地市疾病预防控制中心咨询服务电话。该书以通俗易懂的语言、图文并茂的形式讲述了甲型H1N1流感的特点、症状、对人类健康的威胁和预防等方面的知识，对于人们认识、预防、阻击甲型H1N1流感具有积极意义。

4．抓住时机开展“预防疾病勤洗手”现场宣传活动。

2009年5月15日，广东省疾病预防控制中心、广东省预防医学会，在广州市协和小学联合举办“预防疾病勤洗手”宣传活动。活动中，省疾病预防控制中心专业人员向学生们示范世界卫生组织推荐的洗手五个步骤和“六步搓洗法”，并带领大家按照规范的步骤和要点做洗手的动作。协和小学的学生们学习积极性很高，在示范人员的带领下很快掌握了正确的洗手方法。随后，协和小学的同学在省疾病预防控制中心专家的带领下同唱“洗手歌”、共做“洗手操”，以丰富的形式表现了洗手防病的重要性。同时，在活动现场，还展示了“预防疾病，勤洗手”宣传海报，用图片和文字形象地介绍了什么时候该洗手和怎样洗手。

通过“预防疾病勤洗手”宣传活动，孩子们学会了正确洗手方法，保证了洗手质量，可预防经手传播的多种疾病。同时还可以督促大人改正在洗手问题上出现的缺点，一个学生带动一个家庭，多个家庭带动一个社区，促使全社会形成讲卫生、勤洗手、保健康的良好行为。

此次现场宣传活动，还通过当天的广东卫视、5月16日的《广州日报》及其网络版和广东省疾病预防控制中心主办的“卫生与健康”网站（www.cdcp.org.cn）进行了专题报道。在省疾病预防控制中心的积极倡导和示范作用下，广东省各级疾病预防控制中心积极行动起来，走进学校、走进社区，大力开展“预防疾病勤洗手”宣传活动，进一步扩大了宣传覆盖面和影响力。

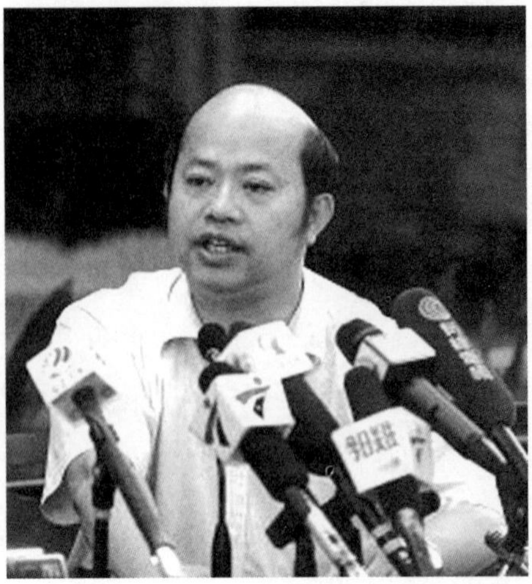

●广东省疾控中心主任张永慧接受媒体采访，介绍广东应对甲型H1N1流感防控工作及应对流感大流行的措施。

5. 及时编写《甲型H1N1流感社区防控公众咨询问答手册》。

为做好甲型H1N1流感防控公众咨询服务工作，省疾控中心组织有关专业人员通过多种途径及时收集国内外有关资料和信息，于2009年7月完成编写了《甲型H1N1流感社区防控公众咨询问答手册》，用于中心业务值班人员和热线咨询电话工作人员开展健康教育宣传和公众咨询参考。

该《手册》主要包括基本知识、社区防控须知和个人防治须知等三个方面的内容，共计分解为101个问题，以问答的方式组织编写。

6. 积极通过报纸、电视、电台等大众传媒宣传。

据不完全统计，2009年4-12月期间，广东省疾病预防控制中心专家接受广州日报、羊城晚报、信息时报、南方都市报、南方日报和新快报等报纸媒体关于甲型H1N1流感预防控制的采访报道或提供稿件达70多篇次；10多人次专家接受中央电视台《新闻30分》、广东电视台《广东新闻联播》、广东电视台新闻频道《第一访谈》、南方卫视《南方报道》、凤凰卫视资讯台、广东电台“民生热线”、搜狐网“在线访谈”等专访，宣传报道广东省甲型H1N1流感防控情况和预防措施，接受公众关于甲型流感防控知识咨询。并多次组织召开甲型H1N1流感防控情况媒体通报会。

7. 充分利用网络媒体传播甲型H1N1流感防治知识。

2009年4月27日，广东省疾病预防控制中心在“卫生与健康”网站新建“甲型H1N1流感防控”专栏。专题报道甲型H1N1流感防控科普知识、政策宣传、疫情信息、新闻报道和相关技术文件等。同时，在“广东疾控快讯”、“国内外卫生信息”、“专家讲坛”、“健康沙龙”和“健康知识热点问答”等栏目及时发布相关信息。

4月27日在“甲型H1N1流感防控”专栏发布的信息包括：关于防控人感染猪流感病毒疫情的答问、疾控专家表示人感染猪流感尚无预防疫苗但可防可控可治、猪流感相关问题解答、我国严防人感染猪流感疫情、人类猪型流感、广东储备“达菲”严防猪流感、猪流感防控健康宣传材料、问与答——猪流感与人。

2009年4月27日-6月30日两个月时间里，“卫生与健康”网站共发布甲型H1N1流感有关报道或宣传材料245篇。其中包括科普宣传28篇、政策宣传12篇、疫情信息140篇、新闻报道47篇、技术文件16篇、其它2篇。2009年7月1日以后发布的材料有16篇，其中科普宣传7篇，技术文件6篇，其它3篇。

8．积极配合甲型H1N1流感疫苗接种工作开展宣传。

随着甲型H1N1流感疫苗的研制成功和投入使用，公众对甲型H1N1流感疫苗预防接种工作十分关注，广东抓住时机宣传甲型H1N1流感疫苗接种政策，宣传普及疫苗接种知识，认真解答群众关心的热点问题，正确引导舆论导向。

广东省启动甲型H1N1流感疫苗接种工作时，省卫生厅专门组织新闻稿件，在2009年10月30日的《南方日报》、新华网、中国新闻网等做了专题宣传报道；11月10日，省卫生厅召开媒体通气会通报广东省甲型H1N1流感防控工作和疫苗接种情况，邀请了10多家媒体参加；11月11日，中国新闻网等报道了广东21个地市全面铺开甲型H1N1流感疫苗接种工作。

广东省疾控中心在“卫生与健康”网站转发了卫生部组织专家编写的《甲型H1N1流感疫苗预防接种知识答问》，详细解答了接种甲型H1N1流感疫苗的意义、安全性和有效性、重点人群、禁忌症、接种方法等；发布了《关于广东省甲型H1N1流感疫苗接种有关问题的说明》，解答公众关心的问题，对重点人群和重点地区优先开展预防接种，甲型H1N1流感疫苗实行国家统一采购、统一调配等政策和措施进行说明。同时表明，季节性流感疫苗和甲型H1N1流感疫苗未能证明有交叉预防作用。

四、分析与讨论

（一）决策依据

《中华人民共和国传染病防治法》规定，国家开展预防传染病的健康教育。新闻媒体应当无偿开展传染病防治和公共卫生教育的公益宣传。坚持政府领导、多部门参与、加强技术支持与指导、坚持大众传媒的舆论主导作用，有计划、有步骤地开展针对性的健康教育。国务院总理温家宝2009年4月28日主持召开国务院常务会议，要求做好人感染猪流感防治知识宣传普及工作。要及时准确地发布疫情信息，为公众解疑释惑，正确引导社会舆论。

传染病的重要特点之一是有传染性，如果公众不能及时了解到真实的疫情信息及科学的预防知识和应对措施，各种传言甚至是谣言就会在社会上广泛快速传播，引起社会恐慌，甚至有些人还会道听途说或盲目随从采取一些不正确的态度和措施，在落后的农村地区还可能出现封建迷信的做法，这极不利于疫情控制和维护群众健康。

因此，及时广泛深入开展防控甲型H1N1流感健康教育既是法律赋予的职责，科学防控的需要，也是党和政府的要求，对于控制疫情维护公众健康必不可少。

（二）风险分析

健康教育和公众咨询是控制传染病必要而且十分有效的措施，也是落实《传染病防治法》赋予疾病预防控制机构和相关部门的责任。

甲型H1N1流感是一种新发呼吸道传染病。在面临新发传染病时，社会公众普遍有求新、求真的心理，急切希望了解当前疫情的真相，希望了解到疫情产生了什么样的影响，以及对自己或家人的威胁程度，如何采取应对措施等等。

发生甲型H1N1流感疫情时，一方面社会人群中容易立即出现信息真空。如果卫生行政部门或专业机构不能够尽早及时地填补这一信息真空，自然就会有其他信息填补进来，造成流言四起、小道消息满天飞。群众在真假难辨的状态下，不知如何应对，很容易对政府和疾控部门产生诚信危机，甚至在人群中出现大范围的恐慌。另一方面，迅猛发展的疫情，也会给公众心理造成极大紧张感、压迫感，甚至恐惧感。因此，代表政府及时向群众发布准确和适度控制的疫情信息、新闻、政策、措施与行为指南，引导大众采取的健康的行为和生活方式，是卫生部门和媒体共同肩负的社会责任；选择适宜的时机与形式，卫生行政部门出面通过媒体向大众公布信息，疾控机构科学有效地开展大众健康教育，并动员社会组织与公众参与，有利于公众采取正确的预防措施，防止甲型H1N1流感的传播，有利于形成良好的社会氛围，维护社会稳定。

（三）效果分析

通过多种形式的健康教育和公众咨询，积极地宣传政策，正确地引导舆论，提高了全社会的参与意识，促进了“联防联控”措施的落实；提高了人们的卫生防病知识，促进了卫生行为的形成，降低了人群被感染的风险，延缓了疫情传播的速度，控制了疫情流行的强度；维护了正常的社会秩序，未出现群众恐慌的现象。

2009年6月18日-21日，广东省疾病预防控制中心对广州市部分小学和幼儿园570多名学生家长开展了甲型H1N1流感知识及预防行为调查。结果显示，分别有86.0%、70.2%和69.3%的家长知晓接触甲型H1N1流感病人、不注意个人卫生和去人群密集的地方是甲型H1N1流感的感染途径，93.4%的家长知晓咳嗽或打喷嚏时不用纸巾或手遮住口鼻可能造成病菌的传播；分别有86.1%、81.6%和62.2%的家长知晓注意个人卫生、勤洗手和适当运动是预防甲型H1N1流感的措施；当孩子出现流感样症状时，92.6%的家长会主动向老师请假，并告知病情；79.7%的家长认为学校停课对控制甲型H1N1流感疫情有一定作用。结果表明，经过大量的宣传和健康教育工作，绝大部分群众掌握了甲型H1N1流感的传播途径和预防措施等基本知识，并能以实际行动预防甲型H1N1流感。

（四）启示

在发生新发传染病时应及早开展健康教育，通过多种途径尽快把科学的预防知识传播给公众，消除可能因无知无助而引起的恐慌。在发生甲型H1N1流感疫情早期，公众和舆论都十分关注，迫切需要了解政府部门提供的疫情信息，迫切需要了解国家的政策和采取的措施，迫切需要了解个人预防知识和措施。因此，满足公众的知情权和健康知识需求，应成为健康教育工作的主要目标。公众健康教育的重点是提高群众自我防护意识和技能，促进公众对甲型H1N1流感防治工作的理解，积极引导群众采取正确的预防措施，使广大群众认识到甲型H1N1流感可防可治，帮助公众消除恐慌心理。在做好个人防护的同时，鼓励公众配合卫生和医疗机构及早发现、报告、治疗与隔离病人，处理疫情，避免疫情进一步蔓延，切实保障大众身体健康和生命安全，维护社会安定。

应随着疫情发展形势和公众认知需求的变化不断调整健康教育策略和方式。在开展重大传染病防治健康教育工作时，应该以普及传染病防治知识为基础，在疫情发生发展的不同阶段，随着防控策略与措施的调整，通过对社会公众认知变化及关键信息的分析及时调整健康教育策略，制定有针对性的宣传教育计划，及时调整健康教育内容和方式，积极动员社会参与，充分利用多种渠道大力开展健康教育活动。在疫情的不同发展阶段，舆论宣传和公众所关注的重点不同。在输入散发期宣传的重点是国家的“联防联控”政策和“围堵”策略、甲型H1N1流感的基本知识和预防措施，做好防控准备；本地散发期和社区流行期宣传的重点是普及甲型H1N1流感的基本知识和预防措施、疫苗接种知识，广泛动员社会和公众参与，采取实际行动，防止本地传播引起暴发和社区流行，消除公众恐慌心理，保障公众健康，维护社会稳定。

开通热线咨询电话提供公众直接咨询服务，在学校等重点人群中开展现场健康教育活动；做好媒体沟通，充分利用电视台、广播电台和报纸等传统主流媒体和网站等新型媒体开展健康教育活动，是防控新发传染病的重要而有效的健康传播方式。

素材收集及案例编写：曾四清　张巧利

附录：甲型H1N1流感防控工作大事记

2009年

4月24日

世界卫生组织公布美国和墨西哥发生的猪流感A/H1N1病毒感染疫情。

4月25日

世界卫生组织发布流感大流行预警级别3级。

国家质检总局发布紧急公告，要求各口岸检验检疫部门对来自疫区的人进行体温检测和医学巡查，对来自疫区的轮船、飞机等交通工具进行消毒。

4月26日

香港特区政府决定启动“大流感应变计划”，将戒备提升至“严重”级别，并将猪流感个案列为须呈报个案。

下午，广东省卫生厅黄飞副厅长主持召开紧急会议，评估广东省人感染A/H1N1猪流感疫情风险，研究部署我省防控措施。

4月27日

世界卫生组织将流感大流行预警级别从3级提升到4级。

李克强副总理主持召开国务院甲型H1N1流感防控工作会议，决定成立多部门甲型H1N1流感联防联控工作机制。

上午，广东省卫生厅与广东出入境检验检疫局等部门联系，了解人感染猪流感疫情发展情况。

广东省人民政府雷于蓝副省长分别在广东省卫生厅和广东出入境检验检疫局的报告上作出批示，要求进一步加强人感染猪流感的监测，切实落实防控措施，作好外来宾客特别是广交会来宾的防控和监测工作。

4月28日

温家宝总理主持召开的国务院常务会议，研究我国加强甲型H1N1流感预防控制工作。

上午，广东省政协副主席、省卫生厅厅长姚志彬主持召开专门会议，贯彻落实雷于蓝副省长的批示精神和卫生部《关于加强人感染猪流感防控应对和应急准备工作的通知》（卫发明电〔2009〕50号）要求，研究部署我省的防控措施。

广东省卫生厅成立防控流感大流行领导小组。并成立分别由钟南山院士和中山大学黎孟枫教授担任组长的省流感大流行医疗救治专家组和防控专家组。

4月29日

世界卫生组织将全球流感大流行预警级别从第4级提升到第5级。

广东省人民政府召开防控人感染猪流感工作会议，雷于蓝副省长出席会议并对人感染猪流感防控工作进行部署。省政协副主席、省卫生厅厅长姚志彬在会上通报了世界疫情情况和广东省已采取的工作措施。

卫生部印发《人感染猪流感预防控制技术指南（试行）》和《人感染猪流感诊疗方案（2009版）》。

教育部、卫生部下发《关于学校切实做好人感染猪流感防控工作的通知》。

广东省卫生厅组织制订了广交会人感染猪流感防控指引和广交会第三期人感染猪流感防控工作方案。

广东省卫生厅指定广东省人民医院、中山大学附属第三医院、南方医院为省级定点救治医院，要求各地级以上市均指定一家医院为定点救治医院。

4月30日

世界卫生组织将墨西哥、美国等地暴发的流感疫情改称为“A（H1N1）流感”。

卫生部将甲型H1N1流感（原称人感染猪流感）纳入《中华人民共和国传染病防治法》规定的乙类传染病，并采取甲类传染病的预防、控制措施。将甲型H1N1流感（原称人感染猪流感）纳入《中华人民共和国国境卫生检疫法》规定的检疫传染病管理。

卫生部成立人感染猪流感临床专家组。

广东省成立由广东省卫生厅牵头，23个部门（后确定为总共33个部门）组成的应对A（H1N1）流感联防联控工作机制。

广东省指定了108家医院作为人感染猪流感医疗救治点收治医院，共有89间负压病房，179张床位，ICU病床884张，呼吸机1009台，负压救护车3辆。

上午，广东省卫生厅组织专家会议，研究部署人感染猪流感实验室诊断、预防控制措施。

上午，广东省卫生厅接到上海市卫生局通报：今天从墨西哥直航上海的航班（AM098航班）上有3名到广州的旅客。广东省卫生厅立即协调广东省出入境检验检疫局、民航部门做好相关旅客情况登记，并通知旅客居住地卫生部门按要求做好相关人员的居家医学观察。

下午，广交会卫生保障办会同省疾控中心、广州市疾控中心、广州出入境检验检疫局落实第三期会展A/H1N1流感防控措施。

晚上，上海卫生局发来函件，称当天从墨西哥城飞上海浦东国际机场的AM098航班中，有41名旅客可能转到广东。广东省卫生厅立即要求各地卫生部门采取相关措施，跟踪并对旅客进行医学观察。

5月1日

广东省政府领导批示追加4405万元，作为达菲、消杀药械、防护用品等应急储备物资经费，其中增储20万人份的达菲。

广交会卫生保障办组织制定了《第105届广交会防控人感染猪流感疫情应急预案》、制定了《第105届广交会防控人感染猪流感病毒实施方案》，成立了广交会预防控制甲型流感领导小组及指挥部。

广东省卫生厅印发《广东省流感大流行卫生应急预案》。

下午，卫生部召开全国卫生系统经人感染猪流感防控工作视频会议通报国际情况，世界卫生组织与其他国家的应对策略，部署我国防控措施。

晚上，香港通报，一名乘坐由墨西哥到上海AM098航班的乘客，在香港被确诊为A（H1N1）流感病例，这是香港首例确诊病例。香港已启动《流感大流行应变计划》的紧急应变级别。广东省卫生厅连夜召开专家会议，评估这一情况对广东省的影响，研究制定严密的跟踪追查和隔离医学观察方案，启动甲型H1N1流感联防联控工作机制，会同公安、海关、检验检疫、外办等部门对余下的11名密切接触者进行地毯式的跟踪追查。连夜发出新闻通报和公告，要求尚未取得联系的旅客，立即与省疾控中心或当地疾控中心联系；连夜转发《卫生部办公厅关于对甲型H1N1流感密切接触者实施隔离观察的通知》，要求广州、深圳、佛山、东莞、江门、茂名等市卫生部门，要严格按照规定对密切接触者实施医学隔离观察。

5月2日

中国政府决定暂停接受从墨西哥飞往中国的航班。

卫生部下发《关于进一步加强甲型H1N1流感密切接触者所在地区防控工作的通知》，要求各地对甲型H1N1密切接触者隔离观察情况实行日报告和零报告制度。

中午，广东省人民政府雷于蓝副省长指示广东省卫生厅进一步落实甲型（H1N1）流感防控措施，要求全省高度警戒，严密防控。并亲自致电密切接触者较多的江门市，要求按规定严格做好在江门的密切接触者的隔离观察工作。

下午，省政协副主席、省卫生厅厅长姚志彬召开防控流感大流行领导小组会议，传达贯彻中央政治局会议、卫生部甲型H1N1流感防控工作会议和雷于蓝副省长指示精神，研究部署我省甲型H1N1流感防控工作。

卫生部派出由中国疾控中心杨维中副主任带领的国家督导组到广东省指导追踪调查和医学隔离观察工作。

晚上，AMO98航班41名密切接触者全部追踪到位，未发现特殊情况。根据专家建议，对部分密切接触者和其他相关人员进行了规范预防性服药。

5月3日

广东省卫生厅组织编写《广东省甲型H1N1流感防控工作指引（试行）》。

上午，卫生部督导组专家、中国疾控中心副主任杨维中等一行会同商务部、中国对外贸易中心、广东省卫生厅、广州市卫生局有关人员，对广交会第三期展会传染病防控工作进行了检查。

上午，广东出入境检验检疫局从广东省卫生厅领取达菲，用于赴墨西哥包机人员防控。

广东省卫生厅要求广州、东莞两市卫生部门会同外事等部门做好6名墨西哥籍密切接触者的跟踪调查和隔离观察，并做好解释沟通和生活保障等工作。

5月4日

国家检验检疫总局等7部委印发《甲型H1N1流感口岸卫生检疫流程及操作规程》的通知。

广东省卫生厅印发《甲型H1N1流感密切接触者隔离医学观察简明指引（试行）的通知》。

广东省卫生厅收到由广东省政府外事办转来的墨西哥驻广州总领事馆的

函，墨西哥派出的包机航班于5月5日抵达广州，接回墨西哥籍人员。

晚上，广东省卫生厅接到卫生部《关于转运墨西哥人员的紧急通知》，要求加强与外事、公安、检验检疫、海关的合作，切实做好墨西哥人员的转运工作。

5月4日—10日，广东省卫生厅组织全省有关医疗机构开展甲型H1N1流感医疗救治演练。

5月5日

上午，广东省卫生厅要求广州市卫生部门切实做好南航赴墨西哥接我国滞留墨西哥公民包机机组人员返穗后的隔离医学观察技术指导工作。广东省卫生厅组织制定了《转运墨西哥人员物资清单》、《墨籍人士返墨意愿确认书》。

7名墨西哥籍医学观察者（6名AM098航班密切接触者和1名在深圳口岸入境的墨西哥人士）在严密防护下乘坐墨西哥包机于当天23：58起飞经香港返回墨西哥。

5月6日

下午，卫生部召开进一步加强甲型H1N1流感防控视频会议。

广东省卫生厅黄飞副厅长组织召开专家会议，研究分析我省防控形势，进一步部署防控措施。

下午，香港卫生防护中心通报，一名香港首例甲型H1N1流感确认病例的密切接触者，已在病例确诊前到达广州。两个小时后该密切接触者被转送至广州市第八人民医院隔离医学观察。

晚上和5月7日清早，南航赴墨西哥接我国滞墨人员包机（空机）和我国对墨紧急人道主义物资援助货机（空机）先后返航到达广州白云机场，两架飞机的机组人员共24人，立即被转送至广州市花都区南航碧花园，进行为期7天的隔离医学观察。

5月7日

卫生部印发《甲型H1N1流感病例转运工作方案》。

上午，在我省的AM098航班22名密切接触者均无特殊情况，全部解除隔离医学观察。

上午，广东省人民政府雷于蓝副省长主持召开广东省防控甲型H1N1流感专家组组长座谈会，听取省卫生厅工作汇报以及专家的疫情形势分析和工作建议，研究部署下一步防控措施。

上午，广东省卫生厅、广东出入境检验检疫局、省疾控中心和广州卫生部门召开联席会议，讨论口岸入境人员有关流验问题，研究解决广东省可能面临的问题的措施。

广东省疾病预防控制中心在广州人民公园举行甲型H1N1流感防治知识宣传，现场接受市民咨询，派发甲型H1N1流感防治知识宣传单张。

晚上，广东省卫生厅组织专家研究口岸入境重点地区人员留验流程，制定指引。

晚上，广东检验检疫局在口岸留险4名墨西哥入境人员，广东省卫生厅协调广州市安排在鸿波山庄进行医学观察。

5月8日

卫生部部长陈竺同志率团参加在泰国曼谷召开的东盟与中日韩卫生部长特别会议。

卫生部办公厅印发了《甲型H1N1流感诊疗方案（2009年试行版第一版）》。

广州市卫生局领导前往慰问隔离观察的墨西哥籍人士，送上鲜花果篮，进行友好沟通。墨籍人士对广州市卫生局的关心表示感谢。

广东省印发了《广东省口岸检验检疫机构转送留观人员处置工作指引（试行）》。

晚上，广东省卫生厅组织有关专家对中山大学达安基因股份有限公司等单位研制的甲型H1N1流感病毒核酸检测试剂盒（PCR–荧光探针法）进行评估，建议在全省疾控系统试用。

5月9日

卫生部印发《关于做好甲型H1N1流感医学观察人员信息报送工作的通知》。

上午，省疾控中心组织专家编写的《甲型H1N1流感防控手册》一书，在广州购书中心举行首发暨赠书仪式。

广东省财政安排1000万元的第一批甲型H1N1流感专项资金，用于购置防控甲型H1N1流感应急储备物资。

5月10日

下午，广东省卫生厅、广东出入境检验检疫局、广州出入境检验检疫局、广东省疾控中心再次召开联席会议，就如何做好口岸入境留观人员处置问题进行了磋商。

5月11日

四川省报告我国首例甲型H1N1流感确诊病例。

卫生部办公厅印发《甲型H1N1流感监测方案（第一版）》等3个预防控制技术方案。

凌晨，广东省卫生厅接卫生部和四川省卫生厅通报，四川省甲型H1N1流感病例的7名密切接触者转机到广东。广东省卫生厅立即进行跟踪追查，同时发函省公安厅、省外办、民航中南管理局和省机场管理集团公司要求协查。

广东省卫生厅转发卫生部《关于开展甲型H1N1流感防控措施落实情况监督检查的通知》。

下午，广东省政府办公厅转发国家应对甲型H1N1流感联防联控机制口岸组《关于做好口岸应对甲型H1N1流感疫情有关工作意见的通知》

晚上，卫生部召开视频会议，陈竺部长通报中国内地首例甲型H1N1流感病例，分析国际疫情形势，部署下一步防控措施。会后，广东省政协副主席、省卫生厅厅长姚志彬主持会议贯彻卫生部会议精神，对我省防控情况作了分析和部署。

晚上，四川甲型H1N1流感病例的7名密切接触者，全部追踪查找到位。

5月13日

卫生部办公厅印发《甲型H1N1流感医院感染控制技术指南（试行）》。

中午，广东省卫生厅接到香港卫生防护中心通报：香港确诊一例甲型H1N1流感病例，该病例为香港第二例确诊病例。

下午，广东省卫生厅组织召开珠三角各市疾病防控专家甲型H1N1流感防控工作研讨会。

5月14日

陈竺部长应约与墨西哥卫生部长科尔多瓦通电话，双方就甲型H1N1流感疫情和防控策略交换了意见。

5月15日

卫生部办公厅印发《甲型H1N1流感确诊病例出院标准（试行）》。

5月17日

温家宝总理来到北京地坛医院，看望北京确诊的首例甲型H1N1流感患者和医护人员，并来到中国疾病预防控制中心考察甲型H1N1流感防控工作。

晚上，卫生部召开甲型H1N1流感防控工作视频会议。

5月18日

上午，广东省卫生厅接到省疾控中心电话报告，广州市发现一例输入性甲型H1N1流感疑似病例。随即，广东省卫生厅向卫生部、省委、省政府提交《关于广州市发现一例甲型H1N1流感疑似病例的初步报告》。

上午，广东省政协副主席、省卫生厅厅长姚志彬主持召开省卫生厅防控流感大流行小组会议，传达温家宝总理、李克强副总理视察北京地坛医院和中国疾病预防控制中心时的重要讲话精神，贯彻落实17日卫生部甲型H1N1流感防控视频会议精神，分析我省当前防控策略，进一步研究部署我省防控措施。

下午，广东省雷于蓝副省长到省卫生厅现场办公，听取工作报告，研究部署下一步甲型H1N1流感防控工作。会后，雷于蓝副省长前往广州市第八人民医院看望患者和医护人员。

下午，广东省卫生厅再增加省第二人民医院、广州中医药大学第一附属医院、省中医院、广州医学院第一附属医院和广州市第八人民医院为省级甲级H1N1流感定点收治医院，省级定点收治医院达到8家。

晚上，广东省首例广州市甲型H1N1流感疑似病例的标本于由CA1328航班送往中国疾控中心。

5月19日

上午，卫生部通报广东省首例甲型H1N1流感H1N1流感疑似病例被确诊。随后，广东省卫生厅、广东出入境检验检疫局、广州市卫生局联合召开新闻发布会，通报确诊病例相关情况和防控工作措施。

上午，广东省人民政府在省卫生厅召开省应对甲型H1N1流感联防联控工作机制联席会议。雷于蓝副省长出席会议并讲话，广东省政协副主席、省卫生厅厅长姚志彬出席会议，省政府副秘书长李捍东主持会议。

5月20日

卫生部办公厅下发《关于增设全国流感监测网络实验室和哨点医院的通知》。

广东省卫生厅下发了《广东省甲型H1N1流感监测方案（第一版）》。

下午，广东省甲型H1N1流感防控专家组召开会议，分析评估我省当前疫情形势，提出防控工作的建议。

5月21日

根据广东省外办《关于向日本兵库县赠送甲型H1N1流感防护口罩的函》，省卫生厅迅速行动，会同省外办，紧急组织了1万个口罩，于今天上午运往日本大阪。

5月22日

凌晨1时，广州市首例输入性甲型H1N1流感确诊病例康复出院。

香港卫生防护中心向广东省卫生厅通报台湾第三例甲型H1N1流感确诊病例，该患者航班同机者可能有21人经香港到达广东。

5月26日

卫生部召开会议部署加强流感监测工作，研究制订《扩大流感监测网络项目管理方案》。

上午，广东省卫生厅接到省疾控中心报告：江门市报告一例甲型H1N1流感疑似病例。省卫生厅立即派出省疾控中心专家赴当地指导协助调查和处置工作。

5月27日

上午，江门甲型H1N1流感疑似病例确诊，这是广东省第二例甲型H1N1流感确诊病例。

5月28日

广东省卫生厅下发了《关于进一步做好甲型H1N1流感防治工作的紧急通知》。

5月29日

广州市报告的一名密切接触者诊断为甲型H1N1流感确诊病例，是我国内地发现的首例输入性二代病例。

由卫生部甲型H1N1流感防控领导小组综合协调组负责人梁万年带队的国家专家组抵达广州，指导广东省甲型H1N1流感防控工作。

上午，卫生部和广东省卫生厅召开视频协商会，专题研究广东省出现的新情况，进一步部署防控措施。

晚上，卫生部召开全国卫生系统甲型H1N1流感防控工作视频会议，陈竺部长作了重要讲话。

东莞市疾控中心和广东省疾控中心对深圳一例甲型H1N1流感确诊病例的密切接触者的咽拭子进行检测，甲型H1N1流感病毒核酸阳性。由于没有发热及其他流感症状，专家认为是一名无症状带毒者。

5月31日

佛山市确诊首例甲型H1N1流感输入性病例。

广州市确诊第二例甲型H1N1流感输入性二代病例。

广东省卫生厅召集省内有关媒体召开座谈会，研讨和部署进一步做好甲型H1N1流感宣传报道工作。

6月1日

卫生部印发《甲型H1N1流感密切接触者相关人员预防性用药指南（2009年试行版）》。

下午，广东省检验检疫局与广东省卫生厅共同协商印发入境旅客甲型流感H1N1防控指南宣传材料等。

广东省卫生厅组织制作了甲型H1N1流感防控知识的手机中英文短信，通过广东省政府应急办协调省移动和联通公司，向每位入境人员发送。

6月2日

广东省教育厅、省卫生厅联合下发《关于做好2009年普通高考、中考期间卫生保障工作的紧急通知》，并制定了高考、中考期间防控甲型H1N1流感工作指引。

广东省卫生厅组织制定了《广东省社区甲型H1N1流感暴发流行防控工作方案》。

6月3日

广东省卫生厅举办甲型H1N1流感实验室检测规范视频培训班，对全省的省、市、县级医疗和疾控机构1000多人进行甲型H1N1流感病例的采样、样本运送、实验室检测规范进行培训。

6月9日

世界卫生组织助理总干事福田敬二表示，确实非常接近于断定或者说非常接近于宣布我们已经处于流感大流行当中。

6月10日

下午，广东省卫生厅黄飞副厅长紧急组织召开甲型H1N1流感防控专家组会议。

6月11日

WHO将全球流感大流行警戒级别提升至最高的第6级，并宣布全球进入流感大流行。

卫生部办公厅印发《社区甲型H1N1流感暴发流行控制工作方案（试行）》。

6月12日

上午，广东省人民政府雷于蓝副省长作出重要指示，对甲型H1N1流感防控工作作出进一步部署。

上午，广东省政协副主席、卫生厅厅长姚志彬主持召开省卫生厅流感大流行领导小组会议。

晚上，卫生部召开全国卫生系统的甲型H1N1流感防控工作视频会议。

6月17日

卫生部办公厅下发《关于进一步增设全国流感监测网络实验室和哨点医院的通知》，增设208家流感实验室为全国流感监测网络实验室，增设202家医院为全国流感监测哨点医院。

6月18日

香港不再强制隔离甲型H1N1流感密切接触者，有接触史及到过疫区旅游有病征的人士需到指定流感诊所领取达菲，以及抽取样本检验，只有确诊，才送院隔离诊治。

6月19日

广东省东莞市石排镇报告一起学校暴发流感疫情，为我国内地首起甲型H1N1流感聚集性疫情。广东省、东莞市部门联合行动，对暴发疫情的学校采取停课一周措施，密切接触者进行隔离医学观察。

广东省甲型H1N1流感防控专家组对当前全省甲型H1N1流感疫情形势再次进行研判，提出了下一步防控措施和建议。

6月20日

下午，卫生部副部长尹力带队的国家甲型H1N1流感联防联控工作机制督导组抵达广东省检查指导工作，先后检查了白云机场、广州天河火车站的口岸入境防控工作，又连夜赶往东莞市召开会议，督查指导东莞市石排中心小学聚集性病例处理工作。

6月22日

我国流感监测网络实验室第一次从流感监测哨点医院采集的门诊流感样病例的咽拭子标本中检测到甲型H1N1流感病毒。

教育部、卫生部印发《学校甲型H1N1流感防控工作方案（试行）》。

6月23日

广东省政府专题召开全省甲型H1N1流感防控工作会议，重点部署甲型H1N1流感社区防控工作，有效遏制社区甲型H1N1流感疫情的扩散和蔓延。

东莞市为防止石排镇学校疫情进一步传播，对该镇中小学、托幼机构全部停课7天。

6月24日

香港特区政府食物及卫生局局长周一岳表示，香港下周防控进入下一个“缓疫”阶段，即甲型H1N1流感确诊病例，不再住院隔离治疗。

6月26日

上午，卫生部召开甲型H1N1流感防控工作视频会议。会后，广东省政协副主席、省卫生厅厅长姚志彬要求认真按照卫生部会议精神，结合我省毗邻港澳的特点，在香港调整防控策略后，要根据国内外最新进展，研判我省甲型H1N1流感疫情和防控工作形势，部署下一步防控策略与措施。

广东省卫生厅发出《关于建议学校、托幼机构提前放假做好甲型H1N1流感防控的函》。

6月27日

广东省卫生厅组织召开省甲型H1N1流感防控工作专家组会议，会同广东出入境检验检疫局和省教育厅的领导和专家商讨研究下一步的防控工作。专家认为，学校是人群密集、人员活跃、易于暴发聚集性疫情的高危场所，是防控的重点。目前广东省珠三角地区正处于社区学校暴发流行期，近期学校发生聚集性暴发疫情将进一步增加。

6月28日

香港特区政府调整缓疫策略，不再追踪密切接触者；除有严重综合症如气促、带氧量低等症状的患者外，其他病征温和的流感患者不必留院，不需要服用达菲，卫生部门也不再对病人硬性规定住院天数，而会根据病人的临床症状作出决定。

上午，广东省卫生厅组织召开全省甲型H1N1流感防控工作视频会议，进一步贯彻落实国家和省委、省政府的工作部署，深入分析当前疫情发展趋势和防控形势，部署新形势下以社区为重点的防控策略和措施。

广东佛山三水区政府决定西南城区范围内的初中和全区的小学、托幼机构从今天开始提前一周放暑假。

7月2日

卫生部陈竺部长率团参加在墨西哥坎昆开幕的全球甲型H1N1流感防控高级别会议。

下午，广东省人民政府雷于蓝副省长前往阳江市考察甲型H1N1流感防控工作，现场考察了阳江市疾控中心实验室检验检测工作和应急物资的贮备情况。

7月3日

下午，广东省卫生厅组织召开省甲型H1N1流感防控专家组会议，研究讨论制定我省甲型H1N1流感社区防控工作系列指引，进一步加强社区防治工作。

7月4日

下午，卫生部组织召开全国甲型H1N1流感H1N1流感防控工作视频会议，传达贯彻7月3日温家宝总理主持召开的国务院常务会议精神。

7月6日

广东省卫生厅印发《广东省甲型H1N1流感社区防控系列指引》等12个分指引。

7月8日

卫生部办公厅发出《关于进一步完善甲型H1N1流感防控措施的通知》，

对所有密切接触者不再进行集中医学观察，由卫生部门实施居家医学观察或随访。临床症状较轻且无合并症的甲型H1N1流感轻症病例可考虑居家隔离治疗。

7月9日

卫生部疾病预防控制局在广州市召开全国流感监测网络工作会议，进一步部署全国甲型H1N1流感和季节性流感监测工作。

7月10日

卫生部将甲型H1N1流感（原称人感染猪流感）由“《中华人民共和国传染病防治法》规定的乙类传染病，并采取甲类传染病的预防、控制措施”调整为“《中华人民共和国传染病防治法》规定的乙类传染病，并采取乙类传染病的预防、控制措施”。将甲型H1N1流感由“《中华人民共和国国境卫生检疫法》规定的检疫传染病”调整为“《中华人民共和国国境卫生检疫法》规定的监测传染病”。

卫生部办公厅印发《甲型H1N1流感诊疗方案（2009年试行版第二版）》。

7月13日

卫生部办公厅印发《甲型H1N1流感轻症患者居家隔离治疗管理方案（试行版）》和《甲型H1N1流感病例转运工作方案（2009年修订版）》。

7月14日

国家检验检疫总局等6部委下发关于调整《甲型H1N1流感口岸卫生检疫流程及操作规程》的通知。

7月15日

上午，广东省卫生厅组织省疾控中心、广州市卫生局专家研判甲型H1N1流感防控形势，讨论卫生部下发的居家隔离方案及黄埔区夏令营疫情处理方案。

下午，广东省卫生厅派出省甲型H1N1流感防控专家会同广州市专家到黄埔进行调查处置，迅速查找疫情传播的原因。广州市卫生局派出卫生监督人员进行执法监督检查，以及流行病学专家进行调查处理。

7月16日–17日

广东省卫生厅组织专家在广州从化召开甲型H1N1流感阶段小结会议。

7月20日

国家应对甲型H1N1流感联防联控工作机制下发《关于加强暑期学生集中活动甲型H1N1流感防控工作的通知》，依据“非必须，不举办”，“谁举办，谁负责”的原则做好疫情防控工作。

7月21日

广东省卫生厅下发《关于做好暑期夏令营等学生高度聚集活动甲型H1N1流感防控工作的通知》。

7月22日

卫生部办公厅下发《关于调整完善甲型H1N1流感信息报送工作的通知》（卫明电〔2009〕139号），对甲型H1N1流感疫情实行日报告和零报告制度。

7月22日-23日

广东省卫生厅黄飞副厅长带领防控和医疗专家赴香港，就甲型H1N1流感防控和重症病例救治等进行交流。

7月24日

上午，广东省政协副主席、省卫生厅厅长姚志彬主持召开防控、临床、病原学专家组组长、副组长会议，分析当前疫情形势，进一步部署防控、重症救治和病原学监测等工作措施。

7月31日

广东省卫生厅、省教育厅和省甲型H1N1流感防控专家组专家研讨下一步甲型H1N1流感防控措施，以及开学前后学校需加强的防控措施。

8月8日

广东省广州市报告我国内地首例重症病例。

8月10日

上午，广东省卫生厅组织省疾控防控专家召开有关广州出现一例甲型H1N1流感重症病例的专题研讨会，针对广东省出现第一例甲型流感重症患者提出了应对措施。

8月11日

卫生部印发《乡镇甲型H1N1流感防控工作方案（试行）》。

8月14日

教育部、卫生部联合下发《关于做好学校秋季开学甲型H1N1流感防控工作的意见》。

8月17日

卫生部印发《甲型H1N1流感病例密切接触者居家医学观察管理方案（试行）》。

8月21日

流感大流行国际研讨会在北京召开，李克强副总理出席并讲话。

广东省财政安排1380万元购置甲型H1N1流感疫情检测仪器经费，专项用于购置16套流感病毒检测仪器，其中省疾病预防控制中心2套，14个经济欠发达地级市各一套。

9月3日

陈竺部长向李克强副总理专题汇报甲型H1N1流感疫苗药物储备、疫苗接种策略、防控策略变化等工作。

9月5日

卫生部在广州市召开南方六省防控甲型H1N1流感工作会议。来自湖南、湖北、福建、广西、海南和广东等六省份的卫生厅领导和专家参加了会议，卫生部副部长尹力出席会议。

9月7日

中共中央政治局常委、国务院总理温家宝主持召开了国务院第80次常务会议，专题研究部署秋冬季疫情防控工作。提出了下一步工作重点，在内防扩散与外堵输入相结合的基础上，下一阶段防控策略为“强化预防措施，严控社区传播，加强重症救治，减少疫情危害”。

9月10日

国务院召开全国进一步做好甲型H1N1流感防控工作电视电话会议，对进一步做好我国疫情防控工作进行了部署。会议还通报了国内外疫情，交流了地方防控经验。中共中央政治局常委、国务院副总理李克强出席会议并做重要讲话。

9月14日

上午，广东省卫生厅组织省疾控中心防控专家召开有关深圳出现大数量集取聚性甲型H1N1流感病例情况的研讨会，针对广东省出现大数量甲型流感病例提出了应对措施。

9月15日

卫生部印发了《2009年秋冬季甲型H1N1流感疫苗预防接种指导意见》。

9月23日

胡锦涛主席在第64届联大上庄严宣布，“中国愿为发展中国家防控甲型H1N1流感提供力所能及的帮助”。

9月30日

卫生部办公厅印发《甲型H1N1流感监测方案（第二版）》。

10月4日

西藏自治区报告内地首例甲型H1N1流感死亡病例。

10月9日

下午，广东省卫生厅组织医疗、疾控专家召开关于甲型H1N1I流感疫苗接种人群分析会议，针对我省接种人群及疫苗的数量分配做了专题研讨，并就下一步防控做了部署。

10月12日

卫生部办公厅印发《甲型H1N1流感诊疗方案（2009年第三版）》。

10月29日

广东省卫生厅、省财政厅印发《广东省2009年秋冬季甲型H1N1流感疫苗接种工作方案》。

10月30日

卫生部陈竺部长在北京市调研指导甲型H1N1流感防控工作。

下午，广东省人民政府召开全省甲型H1N1流感防控工作会议，副省长雷于蓝出席会议并讲话。省政协副主席、省卫生厅厅长姚志彬出席会议。

10月31日

温家宝总理到北京儿童医院视察甲型H1N1流感防控工作，看望正在接受治疗的甲型H1N1流感患者，慰问在疫情防控一线工作的医务人员。

11月2日

卫生部组织召开全国卫生系统视频会议，传达国务院第85次常务会议精神和温家宝总理重要讲话，要求全国卫生系统坚持“强化预防措施，突出重点环节，加强重症救治，减少疫情危害”的防控策略，进一步做好疫情防控工作。

广东省财政安排5414.95万元甲型H1N1流感疫苗应急接种经费。

11月9日

李克强副总理一行到中国药品生物制品检定所考察甲型H1N1流感防控工作，看望慰问奋战在甲型H1N1流感疫苗研发和质量检定一线的工作人员。

11月10日

广东省卫生厅就现阶段甲型H1N1流感的防控情况举行新闻发布会。

11月12日

粤港澳防治传染病联席会议第九次会议在珠海召开，会上签署了粤港澳三地甲型H1N1流感防控工作备忘录。

11月14日

东莞市报告广东首例甲型H1N1流感死亡病例。

11月15日

广东省卫生厅召开甲型H1N1流感防控专家会议，贯彻卫生部电视电话会议和陈竺部长讲话精神，并就一下阶段的甲型H1N1流感防控和疫苗接种工作作进一步的部署。

11月16日

广州市报告一例甲型H1N1流感死亡病例，是广东第二例甲型H1N1流感死亡病例。

11月17日

上午10时，茂名市报告一例甲型H1N1流感死亡病例，是广东第三例甲型H1N1流感死亡病例。

广东省卫生厅成立广东省甲型H1N1流感疫苗预防接种异常反应流行病学调查诊断专家组和医疗救治专家组，负责全省甲型H1N1流感疫苗预防接种异常反应调查诊断和医疗救治的技术指导工作。

11月18日

上午，中共中央政治局委员、广东省委书记汪洋到广州医学院第一附属医院视察甲型H1N1流感防控工作，看望前来就诊的病人和正在救治的危重病例，亲切慰问战斗在防治甲型H1N1流感第一线的医务人员。副省长雷于蓝、省政政协副主席、省卫生厅厅长姚志彬等领导陪同。

11月30日

上午，广东省卫生厅组织召开关于甲型H11N1流感与脑膜炎相关性的研讨会。

12月1日

广东省人民政府雷于蓝副省长来到省卫生厅听取近阶段甲型H1N1流感疫情防控情况的报告，并就下阶段的防控工作以及疫苗接种等做了新的部署。

12月2日

上午，广东省人民政府省长黄华华到省人民医院视察甲型H1N1流感防控工作，副省长雷于蓝，省政协副主席、卫生厅厅长姚志彬随同参加。

12月3日—4日

广东省人民政府雷于蓝副省长到广东梅州视察甲型H1N1流感防控工作，省卫生厅黄飞副厅长等随同参加。

12月7日

广东省卫生厅在“广东省卫生厅甲型H1N1流感临床专家组”基础上，成立“广东省卫生厅甲型H1N1流感重症救治临床专家组”，负责指导全省甲型H1N1流感重症患者的诊治，承担全省各地提出的会诊请求，重症救治培训，支援兄弟省市医疗救治工作。

12月11日

卫生部、国家食品药品监督管理局下发《关于孕产妇接种甲型H1N1流感疫苗指导意见的通知》。

12月17日

广东省财政安排2000万应对甲型H1N1流感大流行重症救治设备经费。

12月28日

卫生部印发《全国部分省份甲型H1N1流感病毒感染状况抽样调查方案》和《全国甲型H1N1流感感染状况快速血清学调查方案》。

12月29日

广东省卫生厅印发《广东省禽类职业暴露人群高致病性禽流感病毒感染风险监测方案（试行）和广东省哨点医院重症肺炎监测方案（试行）的通知》。

12月31日

国家应对甲型H1N1流感联防联控工作机制下发《关于做好2010年元旦春节期间甲型H1N1流感防控工作的通知》。

2010年

1月5日

广东省卫生厅组织召开了甲型H1N1流感病毒感染状况抽样调查和血清学快速调查工作会议，部署我省甲型H1N1流感病毒感染状况抽样调查和血清学快速调查工作。

1月7日

卫生部印发《关于6-35月龄儿童接种甲型H1N1流感疫苗指导意见的通知》。

1月8日

国家质量监督检验检疫总局等六部委联合下发《关于调整甲型H1N1流感口岸卫生检疫流程及操作规范的通知》。

2月2日

广东省将甲型H1N1流感疫情报告和通报日报调整为月报。

2月3日

卫生部应急办在广东省召开甲型H1N1流感病例估算专家会议。

2月5日

国家应对甲型H1N1流感联防联控工作机制印发《2010年春季全国农村地区甲型H1N1流感疫苗集中接种行动方案》。

3月2日

广东省卫生厅组织召开甲型H1N1流感防控工作阶段总结专家研讨会，听取专家对我省春节甲型H1N1流感防控意见，进一步部署春季防控措施。

3月17日

广东省人民政府决定拨出专款增储5万份依乐伟。

4月21日

卫生部下发《关于调整现阶段甲型H1N1流感防控策略和相关措施的通知》，将甲型H1N1流感感防控策略由前一阶段的 “强化预防措施，突出重点环节，加强重症救治，减少疫情危害”，调整为“科学有序防控，提升监测水平，做好重症救治，完善应对准备”，并调整信息报送和疫情公布方式，暂停甲型H1N1流感感信息的日报告，改为和每月突发事件信息汇总同报。

6月22日—23日

卫生部应急办委托清华大学公共管理学院薛澜院长带队的国家甲型H1N1流感防控工作阶段性专家综合评估调研组到广东省开展甲型H1N1流感调研评估工作。

8月10日

世界卫生组织宣布，甲型H1N1流感大流行结束。

后记

每一次突发公共事件的应对和处置，从开始到结束，都注意各种资料和案例的收集和整理，这已成为我们卫生应急人的一种职业习惯。因此，从甲型H1N1流感大流行的初始阶段，我们就着手对一些原始材料的收集，并在工作中结合实际不断思考和梳理。在世界卫生组织宣布甲型H1N1流感大流行进入后流行时期后，我们立即开始了《紧急应变——甲型H1N1流感防控实践与探索》一书的编撰工作。

但是编写过程比想象中的要艰难得多。首先要考虑的问题，是以怎样的形式，来对这一蔓延全球的流感大流行防控过程进行总结？经过编者和专家反复多次讨论，最终形成现在这一编写框架和体例。我们的初衷，是对2009年甲型H1N1流感防治的整个案例中的点点滴滴，形成各个既相对独立又相互联系的小案例，对每个小案例进行简要的还原和评述，提升成为启示，从而形成一个完整的大案例，力求使每一个小案例都具有针对性和实用价值。关键的着力点，就是总结现在，放眼未来。

本书的编写由广东省卫生厅应急办和省疾病预防控制中心牵头负责，广州、深圳、珠海、佛山、东莞、江门、中山、茂名等市卫生局和疾控、医疗、检验检疫等部门的同志共同完成。书中案例都是他们亲身经历，具有很强的现场感和说服力。他们在繁重的工作之余，为本书的编写倾注了大量心血，在编写过程中表现出来的对卫生应急工作的敬业和奉献精神令人感动。

本书的编写得到了各级领导和专家的关爱和指导。广东省政协副主席、卫生厅厅长姚志彬教授专门为本书作序并对本书给予高度评价，使我们倍感振奋，在此表示衷心的感谢。

由于成书时间仓促，加上水平有限，书中错漏之处在所难免，恳请读者提出宝贵意见。

编者

2010年11月于广州